Lukas Meschik

Vaterbuch

Limbus Verlag

Gedruckt mit freundlicher Unterstützung von
Stadt Wien

Bibliografische Information der Deutschen Nationalbibliothek: Die Deutsche Nationalbibliothek verzeichnet diese Publikation in der Deutschen Nationalbibliografie; detaillierte bibliografische Daten sind im Internet über http://dnb.dnb.de abrufbar.

Einbandillustration: © Hannah Flattinger
Lektorat: Merle Rüdisser
Druck: Finidr, s.r.o.

ISBN 978-3-99039-156-3
www.limbusverlag.at

Jedes Leben bleibt Fragment

Eins – Mein Vater ist ein Baum

Mein Vater war Kärntner. Er war es mit jener bissigen Selbstironie, die es mittlerweile braucht, um diese Last in Würde zu tragen. Ich bin Halbkärntner, also nur halb so selbstironisch, wie mein Vater es war, höchstens.

Meine Mutter ist Vorarlbergerin. Ihr Herkunftsort gilt offiziell als die einwohnerreichste Marktgemeinde Österreichs, ein Detail, auf das die Bewohner großen Wert legen. Der örtliche alemannische Dialekt ist besonders obskur. Damit beherrscht meine Mutter eine Geheimsprache, die den Rest des Landes vor ein Rätsel stellt. Ich spreche sie zwar nicht, verstehe sie aber immerhin.

Ich bin Wiener und eine Melange. Meine Mutter lebt. Mein Vater ist tot.

Wir finden ihn in seiner Wohnung auf dem Küchenboden. Er trägt Unterhose und Unterleibchen, darüber ein offenes Hemd. Es ist seine Daheimbleib-Uniform. Auf der Arbeitsfläche eine Scheibe Schwarzbrot und eine Packung Teebutter, der weichgewordene Butterklotz halb aus dem Goldpapier geschält, auf der Oberfläche leise Rillen. Das Brot ist schütter bestrichen. Das

Messer liegt neben meinem Vater am Boden. Mitten im Butterbrotschmieren muss es ihm aus der Hand gefallen sein.

Unsere Väter sind alle gleich.

Sie kommen aus kleinen Ortschaften mit verengtem Horizont, werden gezwungen, zu beten und in die Kirche zu gehen. Sie stammen aus bedrückend pragmatischen Handwerkerfamilien. Sie reiben sich an ihrer Herkunft und sind nicht besonders sportlich, ihr schmächtiger Körperbau ist immerhin ideal fürs Laufen. Sie sondern sich ab in die Welt der Bücher, die an unbekannte Orte führen und eine neue Lebensmöglichkeit offenbaren. Sie sitzen im Obstgarten und tagträumen vom Wilden Westen, beim Umblättern streifen sie mit dem Zeigefinger den Abzug der Silberbüchse. Oft werden sie dabei in Ruhe gelassen. Im Fasching gehen sie als Cowboy mit aufgemaltem Schnurrbart. In der Schule tun sie sich leicht. Die Bücher infizieren sie mit Wissensdurst und Fernweh.

Sie kehren der Enge des kleinen Ortes den Rücken und retten sich in die Stadt, die vorerst ihren Hunger auf die Welt stillt. Sie wollen studieren und Gleichgesinnte treffen und etwas aus sich machen, das mit Lesen zu tun hat. Im Winter fahren unsere Väter auf Heimatbesuch mit dem ersten eigenen Auto, das ins Schleudern gerät auf der vereisten Straße. Als sie aussteigen, werden sie von ihren Eltern nicht begrüßt, sondern schroff ermahnt, sich gefälligst die Haare zu schneiden. Es ist die Zeit der wilden Frisuren. Unsere Väter steigen wortlos wieder ein und fahren den ganzen Weg ohne Pause zurück. Die Stadt ist jetzt ihr Zuhause.

Unsere Väter führen ein geselliges Studentenleben. Sie gehen auf Reisen und lernen, wer sie sind. Da gibt es Menschen, die sie finden und verlieren. Als gute Studenten gehen unsere Väter auf die Straße, um einzufordern, was ihnen zusteht. Anders als wir sind sie politisch aktiv. Auch ihnen redet man ein, Protest sei zwecklos, anders als wir hören sie nicht darauf.

Die Arbeit neben dem Studium verdrängt das Studieren immer mehr, bis es ehrlicher ist, den Tatsachen ins Auge zu sehen und abzubrechen. Eines Tages verraten unsere Väter ihre Ideale, weil es lächerlich wäre, das nicht zu tun. Sie wachsen in Berufe hinein und fügen sich bestehenden Hierarchien. Sie träumen vom richtigen Leben im richtigen. Es scheint Wege zu geben, ein solches zu führen.

Irgendwann lernen sie jemanden kennen auf einer Geburtstagsfeier und es hält länger. Es ist etwas Ernstes und bedeutet den Übergang in ein anderes Leben. Als wir auf die Welt kommen, sind sie präsent trotz all ihrer Verpflichtungen. Unsere Väter gehen ganz in ihrer Vaterrolle auf. Sie füttern und baden uns, cremen uns den wunden Hintern ein, sie machen erbrochene Milch weg. Die Hauptlast tragen unsere Mütter. Dem ersten Kind folgt ein zweites, damit es eine richtige Familie ist. Man kann es sich leisten, es geht sich aus. Die Brüder sind vier Jahre auseinander, noch mit vierzehn und zehn teilen sie ein Stockbett, dann, nach dem ersehnten Umzug, bekommt jeder sein eigenes Zimmer.

Unsere Väter sind getrennt von unseren Müttern, der Kontakt bleibt eng. Unsere Väter bleiben am Leben. Sie arbeiten und erfüllen ihre Pflicht, sie sind Kulturmenschen und stillen ihren Lesehunger. Manchmal sind sie glücklich. Unsere Väter sind Menschen voller Widersprüche, also Menschen.

Auch wir werden eines Tages unsere Ideale verraten und uns nicht lächerlich machen. Wir werden die Welt verändern wollen und einsehen, dass es nicht gelingt. Wie unsere Väter werden wir es wenigstens da und dort versucht haben. Wir werden selbst Väter sein, und alle gleich.

Es sind Momente, deren Häufigkeit und Dauer abnehmen. Ich stolpere über eine tiefsinnige Buchzeile, erfahre kopfschüttelnd von politischen Entwicklungen, höre eine amüsante Geschichte, stelle mir eine bestimmte Frage, zu der mir ein idealer Antwortgeber einfällt. Ganz von selbst der Impuls, das Telefon in die Hand zu nehmen und ihn anzurufen, die Stelle zu zitieren, sich gemeinsam über Kleingeistigkeit lustig zu machen, die Geschichte zu erzählen, die Frage zu stellen.

Für einen Sekundenbruchteil ist der Anruf möglich. Dann erschlägt mich die Tatsache, dass er es nicht ist. Ich schlucke eine klamme Betretenheit hinunter, sie hinterlässt einen Kloß im Hals, der sich nur langsam auflöst.

Es gibt Sätze, die sind klüger als man selbst. Die schreibt man achtlos hin, weil sie schön aussehen und man sich mit ihnen wichtigmachen kann. Vielleicht auch, weil darin insgeheim eine tiefere Wahrheit anklingt, die man zum Zeitpunkt des Notierens selbst noch nicht durchschaut. Irgendwo steht ein solches Satzpaar von mir, klüger als ich: *Jeder Sohn stirbt als sein Vater. Jeder Vater lebt weiter als sein Sohn.*

Heute weiß ich, dass es stimmt.

Auf dem Schreibtisch liegen die letzten zehn Jahre seines Lebens, fein säuberlich verstaut in handlichen Taschenkalendern, die er akribisch führte mit hartem Bleistift. Darin finden sich die üblichen Uhrzeiten von Terminen und Veranstaltungen, die Geburtstage sämtlicher Verwandten und Freunde, jeweils mit dem korrekten Lebensjahr, aber auch Anmerkungen wie *Winterzeit 3 – 1 = 2*, also um drei Uhr früh muss man die Uhr um eine Stunde zurückstellen auf zwei Uhr. An solche Dinge hat er uns aus gutem Grund erinnert. Es stehen darin nicht nur die eigenen, sondern auch fremde Arzttermine, inklusive Vermerk zum Untersuchungsergebnis. All dies geschrieben in der väterlichen Druckschrift, leserlich und filigran.

Er nutzte die Kalender ebenso als praktische Alltagsbegleiter wie als Nachschlagewerk für später, um zurückzublättern im Lebensarchiv. Gewissenhaft geführte Kalender stenografieren die Gegenwart mit, und für die Zukunft sind sie ein Instrument zum Sichten der Vergangenheit.

Viele, die ich kenne, wissen von nichts. Und das ist richtig so. Wer mir nahesteht, weiß Bescheid, wer mit mir nur aus der Ferne verbunden ist, den braucht es nicht zu kümmern.

Es ist üblich geworden, das Ableben eines geliebten Menschen in den sozialen Netzwerken zu teilen. Diese Praxis ist würdelos für alle Beteiligten. Die digitale Welt – mit ihrer Oberflächlichkeit und Unverbindlichkeit und Schnelllebigkeit – ist nicht gedacht für stilles Gedenken. Es gibt Orte, da haben unsere Toten nichts verloren, und unsere Liebe am allerwenigsten. Die durchgescrollte Pinnwand unseres Profils, das wir verbissen instandhalten wie das Schaufenster unserer Existenz, ist einer davon. Wir sind wohl alle längst *Personen des öffentlichen Lebens*.

Es muss vier Uhr früh gewesen sein. Menschen sterben immer um vier Uhr früh. Nicht um zwei Uhr früh. Nicht um fünf Uhr früh. Nicht um ein Uhr früh. Nicht um sieben Uhr früh. Um Mitternacht schon gar nicht. Menschen sterben um vier Uhr früh. Immer.

Wir finden Bücherstapel und Zeitungspacken. Wir finden Kugelschreiber und Bleistifte, schachtelweise

Büroklammern und Reißzwecken, Papier und Notizbücher in jedem erdenklichen Format, so viel von allem, wie eingelagert für die Apokalypse, so viel Schreibzeug, dass man damit eine Zeitungsredaktion ausstatten könnte. Wir finden Unterlagen, Briefe, private und geschäftliche, manches reicht Jahrzehnte zurück, bis weit vor die Geburt der Kinder.

Wir wühlen uns durch die Zettelwirtschaft und durch die eingelagerte Zeit, wir ordnen ein, misten aus. Der Inhalt seiner Wohnung dokumentiert nicht nur sein eigenes, sondern gleich mehrere Leben. Was schön ist, aber auch anstrengend. Die Erinnerungsarbeit ist schmerzhaft und auslaugend, doch es wäre eine Katastrophe, wenn sie nicht möglich wäre. Sie muss getan werden.

Er war ein Aufheber und Sammler. So vieles musste er loslassen, so viele Menschen und Träume und Ideen von sich, dass er greifbare Dinge um sich brauchte, an denen er sich festhalten konnte. Das Doppelbett im Schlafzimmer ist vollgestellt mit Schachteln, seit Jahren muss er im Wohnzimmer auf der Couch geschlafen haben. Zugedeckt hat er sich mit einer roten Decke. Wir sind lange nicht mehr hier gewesen.

Wir finden eine Münzsammlung samt Miniatur-Goldbarren, die seit Jahren als verschollen galt. Muss damals einer der Arbeiter gestohlen haben, als die Fenster neu gemacht wurden, hieß es immer. Wir finden hundert Glühbirnen, die er gehamstert hat, nachdem sie von der Europäischen Union verboten wurden. Wir teilen sie brüderlich. Niemand wird sich so bald um Nachschub kümmern müssen. Wir bahnen uns einen Weg. Dieser Ort passt nicht zu ihm. Er war stets gepflegt, erschien im Anzug ohne Krawatte, trug Schuhe, die alt waren, aber gut erhalten. Es wird Monate dauern, die Wohnung auszuräumen.

Aus meiner Volksschulzeit finden wir eine unbeholfene Bastelei mit Vatertagsgedicht:

Heute ist ein schöner Tag
Es ist nämlich Vatertag
Am Abend kommst du von der Arbeit heim
Und schenkst mir Liebe tagaus, tagein

Bei dir find ich Geborgenheit
Und das ist meine gröste Freud
Sehr viel Spaß hab ich mit dir
Ich hätte dich so gern mal vier

Alles Mögliche kannst du für mich machen
Und wir unternehmen auch gemeinsam viele Sachen
Papi, du bist immer cool
Auch wenn du sitzt im Lehnestuhl

Bloß einen einzigen Rechtschreibfehler habe ich damals gemacht. Manches mag recht waghalsig gereimt sein, doch immerhin ist es selbst verfasst.

Wir finden sein Leben ohne uns. Ich kenne es bloß aus Erzählungen und Fotoschachteln. Als er mich bekam, war er einige Jahre älter, als ich jetzt bin. Es ist befremdlich, mit seinen guten Freunden von damals zu sprechen, denn sie kennen ihn anders als ich, ja – sie kennen einen anderen. Für sie war mein Vater ein Mitstudent, Plauderer, Spaghettikoch. Mein Bruder und ich, wir haben ihn den Freunden entzogen und vereinnahmt, einen neuen Lebensabschnitt eingeläutet. Andere kennen ihn als Kollegen oder Chef oder Kunden oder Reisebegleiter, niemand sonst kennt ihn als Vater. Wir glauben, wir sprechen über dieselbe Person, dabei sind es viele verschiedene, die wenig bis gar nichts miteinander zu tun haben.

Er hat viele Leben geführt, einige richtige im richtigen, ein paar richtige im falschen, ein paar falsche im richtigen und ganz wenige falsche im falschen.

Eines Tages werde ich über ihn schreiben. Warum? Weil nichts einen Grund braucht und alles einen hat. Es wird ein Buch sein.

Über der Lehne eines der Wohnzimmersessel hängt ein Stoffbeutel mit der letzten Sonntagszeitung, um die ich ihn Tage zuvor gebeten habe, weil mir diese Ausgabe am verbummelten Wochenende nicht untergekommen ist. Er hatte überhaupt immer einen Stoffbeutel mit, aus dem er wie der Aushilfsweihnachtsmann bei jedem Treffen ein kleines Geschenk hervorzauberte.

Oft war das einfach ein Zeitungsausschnitt über ein Restaurant, das man gemeinsam ausprobieren könnte, oder eine Lektüreempfehlung oder das Programm einer Kultureinrichtung mit von ihm eingeringelten Vorlieben. Es wäre ihm gar nicht eingefallen, einmal mit leeren Händen dazustehen, und uns wäre es seltsam vorgekommen, hätte er einmal nichts für uns dabeigehabt. Manchmal verdrehten wir ob seiner zwangsbeglückenden Fürsorglichkeit die Augen.

Ich streune durch die Wohngegend meines Vaters. Es gibt kein Gasthaus mehr, kein Beisl mit Hausmannskost, bloß noch den Einheitsbrei fremdsprachiger Läden und Lokale. Seine Stammbuchhandlung hat längst zugemacht. Ging er zum *Buchhändler seines Vertrauens*, dann war das keine leere Floskel. Dieser verschwundene Stammbuchhändler lebte zur Hälfte von ihm, wie meine Mutter einmal scherzhaft anmerkte. Mein Vater war Leser. Darin war er kompromisslos. Er führte ein Buchleben in und mit und bei Büchern. Er hat mir vorgelebt, stets Lesestoff einzustecken.

Ottakring war schon immer ein grauer, melancholischer Bezirk. Es ist meine Kindheitsgegend. Nach einem anstrengenden Tag des Sichtens und Räumens gehen wir in ein Lokal schräg gegenüber der Ottakringer Brauerei. Meine Mutter bestellt ein kleines Bier, weil sie findet, das habe sie sich jetzt verdient. Der Kellner reißt bestürzt die Augen auf. Gibt es nicht, schnaubt er. Er macht auf dem Absatz kehrt und murmelt Verwünschungen in einer Sprache, die wir nicht beherrschen. Wir stehen auf und gehen.

Es hat Monate gedauert, die Wohnung auszuräumen. Jetzt wird sie hergerichtet. Boden neu, Wände neu, Badezimmer neu, Küche neu, alles neu. Die Küche, in der mein Vater gestorben und gelegen ist. Keine Spur mehr von ihm, kein Hinweis auf seinen Tod. Es sieht schön aus.

Eine Maklerin kümmert sich um die Vermietung der Wohnung. Dass sie eine dreiköpfige Familie beim Besichtigungstermin schroff behandelt, entschuldigt sie damit, dass sie Deutsche sei, genauer gesagt aus Norddeutschland, was sie mehrmals betont. Die drei sagen zu, schriftlich in Kurznachrichten und mündlich am Telefon. Dann sagen sie überraschend ab. Es ist noch nichts unterschrieben. Wir fragen uns, was den plötzlichen Gesinnungswandel ausgelöst haben mag. Vielleicht die Schroffheit der norddeutschen Maklerin? Ein paar Tage später sagen sie doch wieder zu. Wir lehnen ab. Nach solchem Hin und Her wird das nicht gutgehen. Es werden sich andere finden.

Hier bin ich aufgewachsen und bis zum Eintritt ins Gymnasium geblieben. Bald wird diese Wohnung, in der mein Vater gestorben ist, wieder mit Leben erfüllt sein. Menschen werden kochen, essen, spielen, lesen, lachen, streiten, weinen. Fremde Menschen. Sie werden in der Wohnung Kinder zeugen, die wiederum darin aufwachsen.

Mein Vater ist gestorben, wie er gelebt hat: möglichst unkompliziert für andere. Nur ja keine Umstände machen, niemandem eine Last sein. Er hat es vorgezogen, nicht im Urlaub zu versterben auf einer seiner Busreisen mit dem Seniorenverein, die er seit der Pensionierung so gerne gemacht hat. Mein Vater ist schön brav zu Hause gestorben, still und heimlich, in den eigenen vier Wänden, einfach umgefallen und nicht mehr aufgestanden. Das erspart uns den Aufwand einer komplizierten Rückführung der Leiche.

Manchmal wünschte ich, er hätte es uns viel schwerer gemacht, uns viel mehr abverlangt als das bloße Auffinden seines Körpers. Es hätte ein langer Abschied sein sollen, mit tränenreicher Aussprache und verwelkten Blumen am Fensterbrett des Krankenzimmers.

So gründlich wie im Leben war er auch beim Sterben: Das Herzinfarktrisiko hat er stetig gesteigert, zügig darauf hingearbeitet, kaum mehr gegengesteuert. Andere brauchen mehrere Versuche, erholen sich zwischenzeitlich und starten von vorn. Bei ihm hat es gleich beim ersten Anlauf geklappt. Da er Junggeselle war, konnte ihm niemand helfen. Er hat sich eine Naturbestattung gewünscht, wie er sie schon bei anderen besuchen durfte.

Mein Vater ist ein Baum. Wo er steht? Am Wiener Zentralfriedhof.

Mein Vater ist ein Baum am Zentralfriedhof. Das zu sagen, gibt ein sicheres, starkes Gefühl, vermittelt wohlige Endgültigkeit. Wir verbliebenen Familienmitglieder sind uns einig, für uns selbst einmal die gleiche Art der Beisetzung zu wünschen. Es ist die poetischste Form: eine Hinbettung ins Waldbodendunkel, schlicht und erhaben. Ein Baum sein, denke ich. Was kann man Besseres sein, nachdem man ein Mensch gewesen ist? Die Asche geht über ins Erdreich, aus dem sich die Wurzeln ihre Nährstoffe ziehen.

Drei verregnete Rosen liegen auf dem niedrigen Erdgupf, der sich über Nacht senken wird. Die Rosen wirken, als würden sie schlafen. Man möchte sie nicht wecken und bleibt still.

Mein Vater ist ein stolzer Baum. Ihn besuchen heißt sich verlieren in der Weite des Kontinents Zentralfriedhof. Im März war ich dort, und im November. Und finde nie auf Anhieb hin.

Auf einem Zentralfriedhofsspaziergang habe ich Rehe gesehen, die sehr zutraulich sind. Sie lassen sich nicht stören bei ihrer Nahrungssuche im Gesträuch. Sie zupfen dürre Blätter von den kahlen Zweigen, zerschieben die seltenen Blattfunde mit ihren rauen Zungen. Die Zentralfriedhofsrehe sind nah. Der Wald ist weit.

Mein Vater ist ein Baum, so kann er atmen und schauen. Das ist viel bequemer als eine Tonne dichtgepackter Erde überm verrottenden Sarg, die unerbittlich auf einen niederdrückt. So atmet er frei, den Jahreszeiten ausgesetzt, was auch eine nette Abwechslung bietet. So ist er Teil des Geschehens, bekommt alles mit, kann die Vorübergehenden studieren, die Spaziergänger und Grabpfleger und braven Friedhofswitwen. So atmet er vatertief ein und vatertief aus und wieder ein. So bleibt er Teil der Welt und nicht vor ihr verborgen, als wären seine Überreste ein unliebsames Geheimnis, das man sicher verwahrt wissen will. Mein Vater ist ein Baum.

Am meisten erschreckt mich, wie kalt er bereits ist.

Ich sitze in der Hocke neben meinem toten Vater, der am Boden liegt. Er liegt verrenkt am Küchenboden, der kalt ist. Ich hocke in der Vaterwohnung neben dem leblosen Körper und streichle sein kaltes Ohr, das linke, welches mir zugewandt ist. Ich fahre ihm über das kalte Hemd an seinem kalten Rücken, traue mich nicht, ihm unters kalte Hemd zu fahren, um so direkt seinen kalten Rücken zu streicheln. Ich betrachte seine mit Sicherheit kalten Beine, die nackt sind. Das ist mein Vater, denke ich, und er ist kalt, denn er ist tot.

Mein Bruder sitzt dabei, ebenfalls in der Hocke. Als ich mit Streicheln fertig bin, übernimmt er wieder. So geht es hin und her zwischen uns, denn für beide gleichzeitig ist in dem schmalen Küchengang kein Platz. Obwohl ich merke, wie mir die Füße einschlafen, es unangenehm zu kribbeln beginnt, wage ich es nicht, aufzustehen, mich vom Boden zu erheben, auf dem mein Vater liegt, der tot ist und nie wieder aufstehen wird. Wir sind ein trauriges Dreigespann. Manchmal sage ich etwas, ein Wort, einen Satz, manchmal sagt mein Bruder etwas, dann wieder lange niemand. Stummes Vaterstreicheln.

Alle sind sie abgezogen: Feuerwehr, Rettung und Polizei. Die Wohnung wurde auf unseren Verdacht hin aufgebrochen und betreten, ein lebloser Körper gefunden, der Tod festgestellt. Sie warteten unser Erscheinen ab, informierten uns, drückten ihr Beileid aus. Sie ließen uns mit unserem toten Vater allein. Bald werde die Totenbeschau stattfinden, dann könne seine Abholung veranlasst werden. Wir warten. Es ist still.

Es war eine schwierige Liebe.

Wir breiten die rote Couchdecke über ihn wie einen purpurnen Cäsarenmantel. Dem König, dem Kaiser, dem milden Regenten. Wir decken dich zu, denke ich, damit dir nicht so kalt ist. Ich zucke zusammen. *Ihm ist* nicht mehr kalt, sondern *er ist* kalt. Er empfindet keine Kälte mehr, sondern sie durchdringt ihn, geht von ihm aus. Ein kleines Wort macht diesen großen Unterschied. Das ist der sprachliche Übergang vom Menschen zum Körper, der einmal Mensch war.

Vorerst bleibt alles eine Geschichte. Für die Wahrheit ist später ja immer noch Zeit.

Ich werde sterben wie mein Vater, nachts für mich, um vier Uhr früh, in Unterhose, Unterleibchen und offenem Hemd, in der Küche, vorm Herd, mit Buttermesser in der Hand. Ich freue mich nicht darauf, ich hadere nicht damit. Es wird sein.

Einen *Lehnestuhl* haben wir nie gehabt.

Das Vaterbuch ist fertig. Jetzt muss ich es nur noch schreiben.

Zwei – Einundsiebzig

Unterwegs zur U-Bahn-Station fällt mir ein seltsamer Mann auf. Er ist etwa in meinem Alter, trägt einen weißen Pullover und eine weiße Jogginghose, an deren Rückseite ich einen aufgenähten Strichcode erkenne. Die besockten Füße stecken in Filzpantoffeln. Er schlurft vor mir her. Es ist Anfang Dezember, ihm muss kalt sein. Direkt hinter ihm reihe ich mich auf der Rolltreppe ein. Als er den Pulloverärmel ein wenig hochkrempelt, erhasche ich einen Blick auf das Armbändchen ums Handgelenk, auch darauf ein Strichcode und mehrere Zeilen klein gedruckter Text. Ein entlaufener Patient, denke ich. Unten am Bahnsteig angekommen spreche ich ihn an.

Er spricht sehr gut Deutsch – zwar mit starkem Akzent, grammatikalisch jedoch fast einwandfrei. Heimlich linse ich auf sein Armbändchen, das ihn als Patienten der psychiatrischen Abteilung eines Spitals in Niederösterreich ausweist. Ich frage ihn, ob er im Krankenhaus war. Ja, sagt er, in der Rudolfstiftung. Das ist gleich hier in der Nähe, auch ich war schon dort. Er muss in die Stadt verlegt worden sein. Ich frage mich, weshalb er noch das Bändchen des Vorgänger-Spitals trägt.

Die U-Bahn kommt, wir steigen ein. Ich spreche ihn mit seinem Namen an, den mir das Armbändchen verraten hat. Beide Handrücken sind mit Narben von ausgedrückten Zigaretten übersät. Er lächelt. Woher er komme? Aus Afghanistan. Ob er einfach so hinausspaziert sei aus der Rudolfstiftung? Ja. Ob er denn nicht meine, dass die Leute dort sich Sorgen machen, wenn einer ihrer Patienten plötzlich abgängig sei? Er schüttelt unschlüssig den Kopf. Ob ich nicht anrufen solle, um Bescheid zu sagen, dass er bei mir sei? Nein, sagt er bestimmt. Ich stelle mich vor, um sein Vertrauen zu gewinnen – es mir zu erschleichen. Wohin wolle er denn? Zum Praterstern. Warum? Weil er Schuhe brauche, es sei kalt. Ich stimme zu und reibe mir demonstrativ die Hände.

Ich überrede ihn, schon bei Wien Mitte mit mir auszusteigen. Ich schwärme vom warmen Büro der Wiener Linien, von dort aus könne ich in der Rudolfstiftung anrufen und erklären, dass er mit mir zusammen sei, sie sich also keine Sorgen zu machen bräuchten. Bei den Wiener Linien wüssten sie auch bestimmt, wie man an Schuhe für ihn komme. Ohne Murren geht er mit; die Vorstellung eines warmen Büros scheint ihm zu gefallen, und jene von festen Winterschuhen.

Es gibt keine Sitzgelegenheiten, wir bleiben an einem Stehtisch neben den Schaltern. Ich finde die Nummer des Krankenhauses. Drei Mal lässt man mich dieselbe Geschichte erzählen, muss ich den Namen des entlaufenen Patienten buchstabieren, erst beim vierten Mal, als ich endlich in die richtige Abteilung verbunden worden bin, scheint man sich ernsthaft für mein Anliegen zu interessieren. Ich lasse es mir nicht nehmen, verärgert zu seufzen, ich wolle nicht noch ein fünftes Mal alles von vorn erzählen. Ja, der gehört zu uns, sagt die Frauenstimme knapp. Wir schicken jemanden vorbei. Mit *jemandem* meint sie die Polizei. Ich mache mir Sorgen, er könnte beim Anblick der Uniformierten Reißaus nehmen, schließlich hat er vorhin in der U-Bahn, als ich ihn fragte, ob ich die Polizei verständigen solle, erschrocken die Augenbrauen hochgerissen und energisch verneint. Keine Polizei! Wie ein trauriger Filmheld, wenn er sich einem Freund anvertraut, der ihm aus der Patsche helfen soll, denke ich.

Mein Patient ist ein im wahrsten Sinne des Wortes gebranntes Kind. Wer weiß, welche Erfahrungen er schon machen musste und wie schlecht diese waren. Ich erzähle ihm nicht, dass jemand vorbeigeschickt werde, sondern weise ihn an, mit mir hier zu warten. Es werde sich jemand um Schuhe für ihn kümmern. Er lächelt einverstanden.

Seine Bewegungen sind ungelenk, fahrig, sein Gebaren erweckt Misstrauen. Zwar erscheint mir mein Patient unberechenbar, doch fürchte ich keinerlei Gefahr für mich, höchstens für ihn selbst. Ja, beschließe ich, sicher ist er in Behandlung, weil man ihn vor sich selbst schützen muss, vor den Gewaltimpulsen, die gegen das eigene Wohl gerichtet sind. Würde er eine Gefahr für andere darstellen, hätte mich die freundliche Krankenhausstimme doch wohl gewarnt. Ich frage mich, ob es üblich ist, ausgebüxte Psychiatrie-Patienten mit der Polizei einzufangen. Vermutlich schon, schließlich ist es kein Krankentransport im eigentlichen Sinn.

Damit er bis zum Eintreffen der Einsatzkräfte nicht wegläuft, versuche ich ihn abzulenken wie ein launisches Kind, versuche seine Aufmerksamkeit wegzulenken von Fluchtgedanken hin zu anderen, interessanteren Dingen. Neben dem Stehtisch hängt eine Box mit Info-Broschüren der Wiener Linien. Ich nehme eine heraus, auf der eine Schneekugel abgebildet ist. Wir sprechen über Weihnachten. Er singt mir *O Tannenbaum* vor. Er muss es bei seinen Aufenthalten in diversen geschlossenen Abteilungen gelernt haben. Ich stelle mir sterile Gemeinschaftsräume vor, die durch Anbringen von Tannenzweigen und Glitzersternen und Auslegen von gekauften Weihnachtskeksen in Adventstimmung gebracht sind. Ich stelle mir einen Sesselkreis vor, bestehend aus all den kaputten, erschlafften, entsorgten Menschen, sowie einen übermotivierten Pfleger mit Gitarre, der inbrünstig Lieder anstimmt.

Ich lobe ihn für seine Textsicherheit. Jetzt möchte er vor die Tür, eine rauchen, ich begleite ihn. Mein Patient weiß, was im Leben wichtig ist. Aus seiner Jogginghosentasche zieht er eine angebrochene Schachtel Zigaretten und ein seltsam kleines Feuerzeug. Dies ist sein ganzer Besitz. Kaum hat er die Zigarette angezündet, bittet ihn ein vorbeigehender Landsmann um Feuer. Dem anderen hängt ein kurzer, schlecht gedrehter Joint aus dem Mundwinkel, der sich nach außen hin übermäßig verbreitert. Sie wechseln ein paar Worte. Mein Patient schnorrt den anderen an um einen Zug vom kurzen Joint. Der andere versteht, dass mein Patient nicht ganz normal ist, er lächelt sanft und verständnisvoll, reicht ihm den Joint. Mein Patient reißt ihn fiebrig an sich, er fummelt sein Schrumpf-Feuerzeug aus der Hose, zündet ihn an, krümmt sich von uns weg, nach einer Handvoll hastiger Züge ist alles aufgeraucht. Ich blicke den anderen erschrocken an, erwarte eine erboste Reaktion. Doch dieser grinst bloß, zuckt die Achseln, dreht sich um und geht davon. Mein Patient raucht jetzt seine Zigarette fertig, langsam und genießerisch. Dann möchte er wieder hinein.

Die Schalterbeamten beäugen uns kritisch und ziehen ihre Schlüsse. Ich erkläre mich kurz. Einer schenkt meinem Patienten einen Krapfen, er mampft ihn gierig in sich hinein. Ich frage ihn, ob er heute schon etwas gegessen habe, und wenn ja, was. Ja, sagt er kauend, Knoblauch. Tatsächlich, wundere ich mich, Knoblauch zum Frühstück? Nein, sagt er, am Nachmittag. Dabei ist gerade erst Vormittag. Ich lobe ihn für seinen gesunden Appetit. Auch der Schaltermann freut sich, wie ihm der Krapfen schmeckt. Um den Mund bleibt Zuckerstaub.

Die Polizei lässt auf sich warten. Ich frage mich, wie lange ich ihn noch hierbehalten kann, wann es ihm zu dumm wird, mit mir im Büro der Wiener Linien herumzustehen. Ich verwickle ihn erneut in ein Gespräch. Er sei schon ein paar Jahre hier, davor sei er in England gewesen. Ob ich Englisch sprechen könne? Ich bejahe. Mein Patient ist hocherfreut, endlich wieder einmal einen ebenbürtigen Konversationspartner gefunden zu haben. Wir sprechen Englisch. Er bedankt sich, indem er kurz meine Hand drückt. Er zählt mir alle Sprachen auf, die er beherrscht, es sind viele. Neben Deutsch und Englisch noch drei afghanische Regionalsprachen, Dari, Paschto und Paschai, von letzterer habe ich noch nie zuvor gehört. Hinzu kämen Bruchstücke von Slowakisch, Bulgarisch und Ungarisch. In Gedanken gehe ich die Balkonroute ab und versuche, seine Wege nachzuvollziehen. Dabei wundere ich mich, wie er vor seinem Eintreffen hier in Wien denn in England gewesen sein konnte, offensichtlich lange genug, um die Sprache mehr als nur rudimentär zu beherrschen. Es gelingt mir nicht, ihm einen schlüssigen Lebenslauf zusammenzuzimmern.

Zwei weitere Landsmänner betreten das Büro. Mein Patient spricht sie ohne Überwindung an, plaudert mit ihnen drauflos, als wären es alte Freunde, denen er zufällig hier an den Schaltern über den Weg läuft. Er ist ein Mensch, der weder Filter noch Hemmungen hat. Ich frage mich, ob er zunächst verschiedene afghanische Sprachen ausprobiert oder ob er ihnen ansieht, aus welcher Region des Landes sie stammen. Wahrscheinlich ist es dort üblich, mehrere Sprachen zu beherrschen. Sie verständigen sich problemlos, die beiden treten allerdings verunsichert einen Schritt zurück, mein Patient ist ihnen etwas zu direkt. Sein Auftreten und seine Garderobe sind nicht sehr vertrauenerweckend. Um sie zu beruhigen, schalte ich mich ein, als wäre ich sein Betreuer: Er kommt aus dem Krankenhaus, sage ich, dort muss er auch wieder hin. Sie lächeln verständnisvoll und bedenken ihn mit mitleidigen Blicken. Obwohl ich dem Gespräch nicht folgen kann, verstehe ich, dass mein Patient die beiden um Zigaretten anschnorrt. Dabei hast du doch selbst noch welche einstecken, denke ich und muss schmunzeln über seine Unverschämtheit. Es fällt das Wort *Hasch*. Den weiteren Gesprächsverlauf reime ich mir aus ihren Gesten zusammen: Sie erklären ihm, nichts dabei zu haben, weder normale Zigaretten noch anderes, er glaubt ihnen nicht, ihre Versuche, ihn zu beschwichtigen, bleiben ungehört, er prüft mit groben Bewegungen ihre Hosentaschen, dann lüften sie ihre Jacken, zeigen die Innentaschen vor, die er ebenfalls abgreift, danach scheint er zufrieden. Seine Forschheit bringt sie zum Lachen. Als ihm sonst nichts mehr einfällt, greift er sich die offene Energydrink-Dose des einen, der sie ihm bereitwillig überlässt. Sie treten an den Schalter. Mein Patient trinkt die Dose auf einen Zug leer. Wir begeben uns wieder an den Stehtisch, unseren angestammten Warteplatz.

Ich beneide sie um ihr Zusammengehörigkeitsgefühl. Jeder Afghane, der hier einem anderen begegnet, ist Teil des gleichen versprengten Volkes, es besteht das unausgesprochene Einverständnis, einander zu unterstützen, ein freundliches Wort zu wechseln. Schließlich hat man die gleichen Strapazen durchlebt, durchlitt ähnliche Gewaltmärsche und waghalsige Meeresüberquerungen, um an dieses Ziel zu gelangen. Jeder kennt die groben Konturen der Flüchtlingswerdung des anderen. So muss es jedem ergehen, der sich im Exil befindet – die ehemals anonyme Masse von Mitbürgern wird eingedampft zu Volksgenossen gleichen Schicksals, es besteht ein unsichtbares Band bedingungsloser Verbundenheit. Einen solchen Fremden aus der alten Heimat um eine Zigarette zu bitten, erscheint mit einem Mal als das Normalste der Welt.

Die zwei Afghanen am Schalter sind gepflegt und gut angezogen, die Zusammenstellung der einzelnen Kleidungsstücke wirkt wohlüberlegt. Ich ertappe mich dabei, wie ich ihnen Drogenhandel unterstelle, mit dem sie ihre Finanzen aufbessern. Beide haben sie adrette Frisuren und sauber getrimmte Bärte, wie frisch vom Barbershop. Es wirkt auf mich befremdlich, wie gut frisiert diese Afghanen sind. Ein Friseurbesuch ist etwas Besonderes, das ich mir nur ganz selten, alle paar Monate einmal leiste, wenn es gar nicht mehr anders geht und es schon peinlich ist, wie zerzaust mein Wuschelkopf wirkt, wie schwer seine furiosen Wirbel zu bändigen sind. Wahrscheinlich, denke ich, gibt es in der

Asylunterkunft einen gelernten Friseur oder wenigstens jemanden, der geschickt mit Kamm und Schere umgehen kann, der einen elektrischen Rasierer besitzt. Außerdem, so denke ich weiter, gilt es dort viel Zeit totzuschlagen, die man in Haareschneiden und aufwendiges Styling stecken kann, jedenfalls besser, denke ich, als daraus kriminelle Energie werden zu lassen. Dass ich Vorurteile gegen Afghanen hege, ist die eine Sache, denke ich, dass ich ihnen ihre braven Seitenscheitel und markanten Bartlinien nicht gönne, eine ganz andere. Wer sagt mir überhaupt, dass es Asylwerber sind?

Mein Patient muss aufs Klo. Dringend, wie er sagt. Ungeduldig tritt er von einem Bein aufs andere. Ich befürchte, dass er sich im Stand einnässt, und frage einen der Schalterbeamten – den netten mit dem Krapfen – nach einer Toilette. Jene für die Angestellten könne er uns leider nicht benutzen lassen, bedauert er, wir müssten auf die Toilette des Einkaufszentrums zurückgreifen, das dem Gebäudekomplex einverleibt ist. Gerade als ich mich mit meinem Patienten auf den Weg machen will, sehe ich durch die verglasten Schiebetüren einen Streifenwagen halten und eine Handvoll Beamte aussteigen. Wir treten nach draußen und gehen auf sie zu. Ich gebe mich als derjenige zu erkennen, der die Rudolfstiftung verständigt hat. Zum Glück ergreift mein Patient nicht die Flucht.

Ich möchte kurz verweilen, mir Zeit nehmen für eine Art Übergabegespräch von einer Autorität zur nächsten, will ihnen begreiflich machen, mit wem sie es hier zu tun haben, möchte berichten, womit wir uns die Zeit – die allzu lange Wartezeit – vertrieben haben, möchte erzählen von den siebeneinhalb Sprachen, die er spricht, davon, dass er wohl länger in England war, dass er *O Tannenbaum* auswendig singen kann und Schneekugeln mag, dass er gern U-Bahn fährt und ein raffinierter, wenn auch maßloser Zigarettenschnorrer ist, dass er nachmittags Knoblauch gefrühstückt hat und feste Schuhe braucht, ob vom Praterstern oder von sonstwo, Hauptsache, er wird seine laschen Filzpantoffeln los, schließlich haben wir Dezember und es soll bald schneien. Vor allem möchte ich sie darum bitten, ihm möglichst rasch eine Zigarette zu geben, am besten sogar Hasch, und dass man mit ihm ein wenig Englisch reden soll, denn das freut ihn, das weckt in ihm eine Sprachlust, da blüht er sichtlich auf.

Doch kaum habe ich den Mund geöffnet und setze zu sprechen an, winkt auch schon einer der Beamten schroff ab und übernimmt meinen Patienten. So, sagt er, jetzt gehen wir erst einmal auf die Wache, dort ist es schön warm. Mein Patient erhebt keinerlei Protest. Seine Einstellung zur Polizei scheint sich grundlegend geändert zu haben. Er bedankt sich bei mir und sagt meinen Namen, den er sich seit dem Anfang unserer Begegnung gemerkt hat. Er lächelt, weil er weiß, dass er jetzt neue Schuhe bekommt.

Er muss aufs Klo, sage ich.

Mein Vater hat früher diverse Hilfsprojekte unterstützt, auch eine Einrichtung für unbegleitete minderjährige Flüchtlinge, damals, als es noch nicht in Mode war, sich für Geflüchtete zu interessieren, geschweige denn einzusetzen. Dabei hat er nicht nur rasch einen Spenden-Erlagschein eingezahlt, um das schlechte Gewissen über seine privilegierte Situation abzutöten, sondern das Wertvollste gegeben, was man überhaupt besitzt: seine Zeit. Von seiner Arbeitsstelle brachte er ausrangierte Bettwäsche und ausgemustertes Geschirr. Mehrmals nahm er an einem Obdachlosenprojekt teil, bei dem man für sich selbst und einen Teilnehmer ein Essen bezahlen und mit ihm den Abend verbringen konnte. Die Gruppe bestand aus solcherart zusammengesetzten Paaren, man konnte Gespräche führen und etwas erfahren über eine andere Lebensrealität. Er war für Menschen da, die er nicht kannte, ihre Geschichten und Schicksale haben ihn ehrlich interessiert.

Einen gemeinnützigen Verein belieferte er mehrmals mit nützlichen Haushaltsgegenständen, unter anderem mit Besteck. Die alte Leiterin des Vereins bedankte sich herzlich und erbat sich für zukünftige Lieferungen viele Löffel, so viele wie möglich, denn in ihrem Notquartier gebe es einen sehr großen Verschleiß. Mein Vater wunderte sich. Weshalb die im Wohnheim Untergebrachten denn einen solchen Bedarf gerade an Löffeln hätten? Die Alte lächelte vielsagend: Das wisse sie zwar, aber es interessiere sie nicht. Was die Leute in ihren Zimmern täten, das sei deren Angelegenheit, jedoch sei es ihr ein Anliegen, dass die Verrichtungen wenigstens hygienisch erledigt werden könnten. Der Rest gehe sie nichts an, solange damit andere nicht behelligt oder gar gefährdet würden. Schließlich müsse man verstehen, in welch schwieriger Lage sich die meisten Heimbewohner befänden, da greife man eben auch zu gewissen Mitteln, sich ein bisschen Erleichterung zu verschaffen. Jedenfalls wäre sie dankbar, wenn er es schaffen würde, beizeiten einen größeren Vorrat an Löffeln vorbeizubringen. Ich glaube, das hat mein Vater verstanden. Ob er diese Bitte erfüllen konnte, weiß ich nicht.

Es fällt schwer, von seinem Tod zu erzählen. In welchem Zusammenhang spricht man es aus? Und wem gegenüber? Nur mit wenigen habe ich die richtige Gesprächsbasis, sie davon wissen zu lassen. Und selbst bei den guten Freunden und engsten Vertrauten stellt sich die Frage nach dem Zusammenhang und vor allem nach dem richtigen Zeitpunkt. Es am Telefon zu sagen, wirkt falsch. Welch banale Situation für ein so schwerwiegendes Ereignis. Zwischen Tür und Angel ist kein geeigneter Ort.

Meine Verschwiegenheit ist mir nicht geheuer. Es gibt gemeinsame Abendessen und nächtelange Trinkgelage. Um das Thema in seiner Tragweite erfassen zu können, müsste man es möglichst früh ansprechen, schließlich braucht es Zeit, die Gedanken atmen zu lassen und sie in gesprochenes Wort zu verwandeln. Dadurch jedoch ist der gesamte weitere Gesprächsverlauf eingefärbt oder sogar kontaminiert, ist beladen mit der Todesschwere, die wieder abzulegen einem Affront gleichkäme. Wie sich danach weiter über Fernsehserien und Liebesgeplänkel unterhalten?

Außerdem: Wer in geselliger Runde tatsächlich Weltbewegendes und Lebenserschütterndes preisgibt, macht sich wichtig, fokussiert damit unweigerlich den Scheinwerfer auf sich, wird um eine genaue Schilderung des Hergangs gebeten – fast wollte ich *Tathergang* schreiben –, macht sich zum unwidersprochenen und dauerhaften Mittelpunkt des Redegeschehens. Oft spare ich es also aus.

Es gibt den Unwillen, einen immergleichen Nachtverlauf in stets denselben Sätzen zu erzählen. Ist einmal eine treffende Formulierung gefunden – für einen Anblick, einen Wortwechsel oder den Geruch des Todes –, besteht kein Grund mehr, noch nach anderen zu suchen. Es gibt Momente erhellender Sprachlosigkeit.

Ein solches Verhalten kann zu Eingeschnapptheit bis hin zu echtem Beleidigtsein führen: *Was, davon wusste ich ja gar nichts! Wieso hast du denn nichts gesagt?* So erhält man den Anschein des Eigenbrötlers und autistischen Gefühlsbrodlers. Wie stellst du dir das vor, denke ich, dass ich dich anrufe und sage: Du, ich rufe nur kurz an, um dir zu sagen, dass mein Vater tot ist, einfach so, damit du es weißt; ich will mir dann ja nicht sagen lassen, ich hätte dich nicht zeitnah informiert.

Ein Mensch ist nicht mehr. Es gibt das echte Leben, und ich nehme mich zu wichtig.

Wie alt ist er geworden? Einundsiebzig. Das ist alt.

Einundsiebzig ist jedenfalls nicht besonders jung. Man kann jünger sterben, denke ich beim Anblick meines Vaters, der kalt am Boden liegt. Andere sterben in der Mitte ihres Lebens, oder am Beginn. Der Bruder eines Freundes starb mit einundfünfzig Jahren an Lungenkrebs. Über Monate litt er dahin, sein Lebenssaft tröpfelte ungehindert aus, die Behandlung konnte dem keinen Einhalt gebieten. Nur die Nächsten und Liebsten wollte er noch empfangen. Auf die Frage, ob es möglich oder gewünscht sei, seinen Bruder zu besuchen, sagte der Freund, dieser wolle nicht, dass ihn Leute nur deshalb sehen möchten. Das konnte ich verstehen und war peinlich berührt. Habe ich mich denn vorher jemals aktiv darum bemüht, den Bruder zu treffen?

Wir sind uns nur sporadisch und immer recht zufällig begegnet, im Zusammenhang mit unseren Musikprojekten. Einmal, das weiß ich noch, lud er meinen Freund und mich auf ein paar kleine Biere ein in einem geheimniskrämerischen Kultlokal, zu dem ihm der Besitzer den Schlüssel gegeben hatte. Der Bruder erzählte mir Verschwörungstheorien zum elften September, die sehr spannend waren. Wie sei es möglich, dass zwar der Stahl geschmolzen sei, man jedoch den Pass eines vermeintlichen Terroristen praktisch unversehrt am

Tatort sicherstellte? Dem wusste ich nichts zu entgegnen und zuckte die Schultern. Der Bruder war in der Baubranche tätig und wusste sicher mehr über Stahl als ich, der ich schon froh war, wenn der montierte Badezimmerspiegel nicht wieder von der Fliesenwand krachte. Ich hörte ihm aufmerksam zu. Bei einigen Details widersprach ich heftig. Mein Freund schaltete sich hin und wieder ein, er war auf meiner Seite. Es wurde hitzig, kühlte ab, ein Streit um die Wahrheit wie Ebbe und Flut. Am Ende des Gesprächs gingen wir friedlich auseinander, was selten ist bei Verschwörungstheorien.

Der Bruder konnte gut erzählen. Er war großzügig und unentwegt im Einsatz. Die Menge der Trauergäste war zu groß für den kleinen Stadtrandfriedhof. Er war alleinstehend, hinterließ keine Nachkommen. Dafür hatte er teils starke familiäre Bande und einen engen, bunten, musikalischen Freundeskreis. Mein Vater hatte zwanzig Jahre mehr, denke ich. Diese wären dem Freundesbruder ebenso zugestanden. Die Welt ist bekanntlich ungerecht. Beweise gibt es noch und noch.

Die Patentante einer Freundin starb mit einundsechzig, zu Weihnachten im Krankenhaus. Grund für ihren Aufenthalt war eine Operation, die ihrem Körper sehr zugesetzt haben muss. Man behielt sie etwas länger als geplant, zur Kontrolle. In der Heiligabendnacht setzte ihr Herz aus. Man bemerkte es zu spät. Sie hinterließ ihren über achtzigjährigen Lebensgefährten, den Großvater der Freundin. Zur Trauer über den Verlust kam der Zorn über das Unvermögen der Ärzte.

Es blieben Fragen offen. Mein Vater hatte zehn Jahre mehr als sie. Die Welt ist so ungerecht, dass es schon langweilig wird, sich darüber zu beschweren.

Es gibt sterbende Kinder, denen das Leben vorenthalten wird. Mein Vater hat gelebt. Er konnte zurückblicken auf ereignisreiche, arbeitssame, herausfordernde Jahrzehnte, auf schöne Begebenheiten und schlimme Wendungen. Er saß am Steuer und gab die Richtung vor.

Er war exemplarisch für seine Generation. *Jeder* ist exemplarisch für die eigene Generation.

Wann immer jemand stirbt, ob in meinem Umfeld oder vor den Augen der Weltöffentlichkeit, vergleiche ich das Todesalter mit jenem meines Vaters. Jemand stirbt mit dreiundvierzig bei einem Autounfall: Das sind achtundzwanzig Jahre weniger, als mein Vater hatte.

Jemandes Großtante feiert den Fünfundneunziger, ist dabei körperlich und geistig noch gut beieinander: Sie lebt vierundzwanzig Jahre länger als mein Vater, und wer weiß, was noch kommt?

Vierundzwanzig Jahre. Wie viele Bücher hätte er da noch gekauft und gelesen? Wie oft wären wir noch gemeinsam Mittagessen gegangen, ins Beisl oder in die Pizzeria oder zum Chinesen oder – so selten waren wir dort – zum Griechen an der U-Bahn-Station? Wir hielten stets Ausschau nach einem Restaurant mit moderaten Preisen, woanders wäre es uns unangenehm gewesen, uns von meinem Vater einladen zu lassen. Wenn die aufgelisteten Speisen teurer waren als gemeinhin üblich, dann schluckten wir bedrückt. Wir bestellten nie das Teuerste und fragten stets, ob es in Ordnung sei, dazu eine Suppe zu nehmen, auch als Erwachsene noch, oder schlugen vor, eine Suppe zu teilen, denn Vor- und Nachspeisen empfanden wir beim Essengehen als dekadent. Mein Vater ermunterte uns stets, zu nehmen, was immer wir wollten, und bekräftigte, wir würden eine Suppe doch allein schaffen. Zuletzt aß er immer weniger, oft schaffte er nur den halben Teller. Manchmal ließ er das Hauptgericht aus, bestellte eine Suppe samt Nachspeise, bei der wir ihm dann helfen durften – *mussten*. Er liebte Hausmannskost, selbst kochte er kaum.

Vierundzwanzig Jahre. Wie viele Reisen hätte er da noch gemacht? Und wohin? Wie viele Witze hätte er da noch erzählt und wie viele Zeitungsausschnitte herumgereicht? Wie viele Wahlen mitentschieden und Regierungswechsel kommentiert? Wie viele Verletzungen und Kränkungen erfahren? Wie viele Arztbesuche absolviert und blutdrucksenkende Medikamente verschrieben bekommen? Wie viele Krankenhausaufenthalte hätte er hinter sich bringen müssen? Natürlich auch: Wie viele Freunde hätte er wegsterben sehen? Betrüblicher Gedanke, wie sich das nähere Umfeld immer weiter ausdünnt, die Lebensbegleiter verschwinden, man Erfahrungen anhäuft, die niemand mehr teilt, die bloß noch einem selbst gehören, wie man der letzte Verwahrer eines kostbaren Erinnerungsschatzes wird, der auch irgendwann nicht mehr ist. Mein Vater ist vielen vorausgegangen.

An seinem ersten Todestag stirbt jene gute Freundin meiner Eltern, die sie damals bekanntgemacht hat, nach langer Krankheit an einer Gehirnblutung. Das Kennenlerntreffen fand beim Heurigen statt. Wien halt.

Die Zufallsbegegnung mit einem über ein paar Ecken bekannten Musiker spätabends in einem verrauchten Lokal. Er ist so mager, dass ich sofort befürchte, er hat Krebs. Vielleicht, denke ich, übertreibt er es ja auch nur mit dem Sport. Im Vorbeigehen wünschen wir uns alles Gute. Ich frage mich, wie lange ihm noch bleibt. Wir sind etwa gleich alt.

Die Freundin eines Freundes ertrinkt nachts in der Donau. Genauere Umstände sind mir nicht bekannt. Ich stelle keine Fragen.

Der Schriftsteller David Foster Wallace war sechsundvierzig Jahre alt, als er sich erhängte. Damals, als die Nachricht seines Todes publik wurde, befand ich mich in einem Zustand, der mich fragen ließ: Wie in aller Welt hat er es nur so lange ausgehalten? Ich wollte mir daran ein Beispiel nehmen. Erst durch diese Todesnachricht erfuhr ich überhaupt erst von seiner Existenz. Ich besorgte mir all seine Bücher, las jedes bis auf eines. Sein Hauptwerk, *Unendlicher Spaß*, ließ ich mir von meiner Patentante zu Weihnachten schenken. Es ist so voluminös, dass ich noch nicht den Mut fand, es zu beginnen. Ziegelig liegt es da und wuchtet mich herausfordernd an. Andere schwere Brocken nahm ich mir bereits vor, den *Ulysses* oder die *Verlorene Zeit*, in der ich mich gewissenhaft voranarbeite (worauf ich ungebührlich stolz bin). *Das Buch der Unruhe des Hilfsbuchhalters Bernardo Soares* war ein dicht geträumtes Aphorismen-Mosaik über das Leben im Schreiben. *Unendlicher Spaß* wird mir wohl ewig ein schlechtes Gewissen bereiten. Im nächsten Leben dann, flüstere ich ihm zu und streichle sanft über die beleibten Buchstaben des unaufgeräumten Covers. Sechsundvierzig Jahre. David, frage ich mich, wie hast du es geschafft, so lange zu warten?

Drei – Der Club der toten Väter

Mein Vater war der letzte Sozialdemokrat. Sein Tod markiert den Niedergang der Sozialdemokratie in Österreich sowie in Europa, wenn nicht gar auf der ganzen Welt. So viel Einfluss hatte er dann doch.

Die Sozialdemokratie, wie wir sie kannten, existiert nicht mehr, sie hat sich radikal gewandelt, hat sich schleichend verändert in etwas Gestriges, dem kein Versprechen von Zukunft mehr innewohnt. Sie hat sich weitestgehend abgeschafft. Solange es natürlich keine sinnvollen Alternativen gibt, gebe ich ihr weiterhin bei Wahlen meine Stimme und hoffe beharrlich auf eine Wiedergeburt, glaube an die Neudeutung einer Bewegung für soziale Gerechtigkeit, an eine Auferstehung aus der Asche. Noch aber brennt die Partei lichterloh, löscht unentschlossen und tröpfchenweise am Feuer herum. Wie jeder, dem sie nicht egal ist, wüsste ich, wie es *wirklich* geht, wie sich ein dringender Wandel vollziehen ließe. (Nichts Befriedigenderes als die Macht im Konjunktiv!)

Dieses Wissen habe ich von meinem Vater. Er hat vieles kommen sehen und einiges verstanden. Er war politisch treu, jedoch nicht dummtreu, sondern aus reflektiertem Geschichtsbewusstsein. Obwohl er oft dazu ermuntert wurde, hatte er niemals ein nennenswertes politisches Amt inne. Er hätte es gekonnt. Doch wäre er dazu nicht geschaffen gewesen, ihm fehlte der unbedingte Machtwille, die Lust am Gängeln und Taktieren.

Mein Vater war kein Zweigesicht. Er war menschenfreundlich und strebsam. Er wäre – ganz dem gängigen Klischee entsprechend – *zu ehrlich* gewesen für die Politik. Bei ihm hätte es gestimmt. Er hat ehrenamtliche Tätigkeiten übernommen. Bis zuletzt ist er Wahlbeisitzer gewesen, als Lohn gab es eine Jausensemmel und die kümmerliche Befriedigung, eine Bürgerpflicht getan zu haben. Je nach Wetter begleiteten wir ihn beim Maiaufmarsch, ich jedoch nur sporadisch. Es hechelten die Fahnen. Es gab fade Reden und ein Würstel mit Senf und Brot.

Als Jugendlicher habe ich mich an seiner politischen Einstellung abgearbeitet, ihn regelrecht gescholten für seine kritiklose Hinnahme der Linie *seiner* Partei. Mit welcher Häme habe ich ihm verbale Entgleisungen und peinliche Ausrutscher einzelner Abgeordneter präsentiert. Mit welcher Selbstherrlichkeit habe ich die proletenhaften Minderleister in den Sitzreihen des Nationalrats verteufelt. Als sei er höchstpersönlich für das Gebaren aller Mitglieder verantwortlich. So ist es gedacht: Für den Sohn verkörpert der Vater die verknöcherten Strukturen, das verkommene System. Er lehnt sich dagegen auf. So muss es sein. Vaterschelte als

Sohnespflicht. Mit der Zeit wurde es immer sachlicher. Wir stritten uns gut.

Anfangs habe ich die grüne Partei gewählt. Dann bin ich erwachsen geworden – wohl Anfang oder Mitte zwanzig. Es ist kindisch, sich nach einer Farbe zu benennen. *Grün* taugt als Sammelbegriff für ein trotziges Aufbegehren, dem es gelingt, den Umweltgedanken in den Köpfen der Menschen zu verankern. Ist dieser Zweck erfüllt, wäre es angezeigt, einen echten – einen erwachsenen – Namen zu finden, der Inhalt transportiert. Hätten die Grünen sich entscheiden können zwischen nebensächlichen Wohlfühlthemen und konsequentem Einstehen für sozial verträgliche Weltoffenheit, es würde sie heute noch geben. Die Verlogenheit sonntagslinker Bessergestellter, die ihre Kinder in Privatschulen schicken und aus Problemvierteln an den Stadtrand ziehen, ist oft schwerer zu ertragen als die offene Feindseligkeit der Rechtspopulisten. Beides gilt es zu benennen und zu verdammen und zu bekämpfen.

Wo steht sie heute also, *seine* Sozialdemokratie? Das wäre eine andere Geschichte eines anderen Menschen. Ich bin politisch interessiert und adäquat informiert, verfüge über ein bequemes Halbwissen, das es mir ermöglicht, komfortabel vom hohen Ross aus mitzuregieren, ohne Verantwortung zu tragen. Etwas geschichtlich einordnen oder sinnvoll zum politischen Diskurs beitragen kann ich nicht. Manche wird es betrüblich stimmen, dass ich wählen darf – *so einer wie ich*. Dass es mir mit anderen ähnlich geht, mag ein gelinder Trost sein. Hüte dich vor den Bescheidwissern, sage ich mir, den Stichwortgebern leerer Debatten.

Alles muss sich immer neu erfinden. Jeder Mensch, jede Unternehmung, ob geschäftlich oder kreativ, gerade eine Denkrichtung. Schafft sich die Sozialdemokratie tatsächlich ab und gibt es keinen nennenswerten Ersatz, wäre es schade. Sind ihre Errungenschaften, gerade in der Hauptstadt, denn nicht offenkundig?

Das Alte geht zu Ende. Es weht ein neuer Wind. Er bläht die Segel und treibt etwas an, ob dir die Richtung gefällt oder nicht, und wenn du nicht aufpasst, deckt er das Haus ab und reißt dich mit sich fort. Es weht ein neuer Wind in unserem Land.

Mein Vater machte uns zu politischen Menschen. Wir waren uns einig: Gar nicht wählen ist auch keine Lösung. Dann lieber mit sich ringen, seinem Bauchweh nachspüren, sich breit informieren und hitzig diskutieren, klug abwägen und gewissenhaft handeln. Man muss seinen Frieden damit machen: Keine Richtung wird einem jemals ganz entsprechen. Es gilt, jene zu finden, die einem derzeit am nächsten ist. Aus all diesen Einzelentscheidungen bildet sich der Entscheidungsstrom der Demokratie. Man muss ihm vertrauen – was nicht heißt, kritiklos einverstanden zu sein. Man muss sich einbringen. Ein neuer Kurs wird gesetzt, gemeinsam steuern wir zu auf einen unerreichbaren Punkt am

Horizont. Bald wechselt der Kurs wieder. Es bleibt alles Idee.

Wir sind unsere Erfahrungen. Wie wir behandelt werden, so verhalten wir uns. Politischer Wandel kann von außen beeinflusst werden, er kann einem zu denken geben und Sorge bereiten, er kann einen wachrufen, dagegen einzustehen. Überraschen jedoch sollte er einen nicht.

Den Aufstieg der Rechtspopulisten bekam er noch mit, und den mit ihr einhergehenden Niedergang der Altparteien. Wähler sind keine Kinder; sie wissen leider, was sie tun. Davon sollten wir ausgehen, das müssen wir ihnen zugestehen, wenn wir daran glauben, dass unser demokratisches System die *beste unter all den schlechten Regierungsformen* ist – was Churchill laut Sitzungsprotokoll bei einer Rede im Unterhaus gesagt haben soll. (Wie verschworen wir das Leben dieses trinkfesten Staatsmannes besprachen, in den zwei Wochen, als ich eine anekdotenreiche Biografie als Lesestoff mit mir herumtrug.) Die Menschen haben eben auch dann recht, wenn sie falsch liegen; das muss, wer richtig liegt, erst einmal verkraften.

Neuerdings geistert das Schlagwort der Politikverdrossenheit durch die westliche Welt. Es ist die Rede von Menschen – gerade jungen –, die sich enttäuscht und angewidert von der Politik abwenden; weil sie zu faul sind, sich damit auseinanderzusetzen, wie ein politisch aktives Leben für sie ganz persönlich aussehen könnte, denke ich. Vielleicht gibt es auch umgekehrt eine *Menschenverdrossenheit* in der Welt der Politik, die in der Bevölkerung bloß noch Stimmkreuze sieht, die zu lukrieren sind. War es nicht immer so? Ja, genau so – nur eben auf eine immer etwas andere Art.

(Wie schwer einem ums Herz wird, wenn man sich mit Politik befasst. Weil man sich dabei ertappt, wie man Kompliziertes so stark vereinfacht, dass bloß noch ein trauriger Wahrheitsrest erhalten bleibt. Doch es hilft nichts: Von meinem Vater erzählen, heißt auch davon erzählen.)

Was uns beiden stets ein Gräuel war: Das unkritische Beklatschen des eigenen Lagers einerseits, das blinde Verteufeln des gegnerischen Lagers andererseits. Überhaupt die kompromisslose Gegnerschaft, die Verbissenheit im reflexhaften Austeilen ohne vorhergehende Beschäftigung mit dem konkreten Sachverhalt. Undenkbar, dass aus den Reihen der *anderen* einmal ein brauchbarer Vorschlag kommt? Unvorstellbar, sich mit der Idee des andersfarbigen Gegenübers ernsthaft auseinanderzusetzen oder sich gar damit einverstanden zu zeigen? Darf es im Krieg der Ideen nicht wenigstens Frieden im Einzelnen geben? Es gibt ihn.

Der Unwille und die Unfähigkeit zum Differenzieren, zum farbenblinden Ermessen und Handeln im Interesse der Gemeinschaft ist eine Krankheit auf beiden Seiten des politischen Spektrums. Aber es gibt sie, die Gesunden. Auf sie muss man bauen.

Mein Vater war Parteimitglied, ich könnte das nie sein. Hing doch schon mein vorzeitiger Schulaustritt, mein Weggang von den Pfadfindern, meine Abneigung gegen jeden Sportverein und jede Interessengemeinschaft damit zusammen, dass es mir unerträglich ist, hochoffiziell Teil einer Gruppe zu sein und auf diese Weise vereinnahmt zu werden. Wenn einer aus dieser Gruppe etwas sagt, dann habe es zu einem gewissen Grad ich selbst gesagt. Niemand soll in meinem Namen sprechen.

Und doch bin ich nun also – wenngleich ohne es mir ausgesucht zu haben – Mitglied in diesem nicht sehr exklusiven Club, in den die meisten Menschen früher oder später einmal eintreten werden, im *Club der toten Väter*. Oder, denke ich, wird man eben nicht als Angehöriger darin aufgenommen, sondern als Betroffener?

Auch mein Vater teilte mein Unbehagen gegen Vereinsmeierei und Vereinnahmung. Nur in Ausnahmefällen trat er irgendetwas bei. Ich stelle mir vor, er sitzt jetzt dort oben, ob er will oder nicht, er sitzt unter seinesgleichen an einem angenehmen Ort und blättert gründlich in einer Zeitung. *Er* ist das Mitglied im Club der toten Väter. Gesprochen wird nicht viel, und wenn, dann nur Weltbewegendes. Endlich hat er Gelegenheit, all die Bücher zu lesen, für die ein Menschenleben zu kurz ist. (Mit der Zeit fehlten ihm zunehmend Geduld und Konzentration, längere Bücher zu Ende zu lesen; er blätterte darin herum, las hinein und markierte seinen Lesefortgang eher nachlässig mit eingelegten Zetteln und Zeitungsabrissen. Fürs verweilende Lesen als Einkehr und Selbstbeschau war er zu rastlos geworden.)

Endlich kann er sich Zeit nehmen und in sich hineinhören. Vielleicht führt er offene Gespräche, beratschlagt darüber, was man als Vater hätte anders machen können. Das meiste hat er gut gemacht. So sitzt er unter seinen Elterngenossen, den leidgeprüften Arterhaltern, und erzählt Geschichten über seine Kinder, die wie alle Kinder nicht zuletzt Sorgenbereiter sind, erzählt, worauf er stolz ist, was er sich für sie wünscht. So jedenfalls stelle ich es mir vor.

Doch er hat auch anderes zu tun und anderes zu denken. Wir sind nicht seine einzige Geschichte, sein einziger Zeitvertreib. Mein Vater ist bei sich. Wo genau er jetzt wohl plaudert und liest? Im Himmel der Atheisten. Den gibt es womöglich. Genau weiß ich es nicht.

(Einig waren wir uns in unserer Angst vor kulturlosen Menschen in Machtpositionen. Der Blick auf Politiker muss danach Ausschau halten. Hüte dich vor dem, der keine Bücher liest.)

Wir gehen ins Beisl, in dem man ihn kannte. Wir, das sind meine Mutter und ich. Unter der Woche gibt es ein preiswertes Mittagsmenü mit Suppe. Wenn es mir zusagt, nehme ich es gern, wenn nicht, dann nehme ich gekochtes Rindfleisch mit Rösti und Spinat, immer und ausschließlich gekochtes Rindfleisch mit Rösti und Spinat. Ich gebe acht, in Restaurants nur das zu bestellen, was ich selbst niemals kochen würde, weil es mir nicht liegt oder für mich allein zu großen Aufwand bedeutet. (Einmal erzählte mein Bruder, er habe Käsespätzle gemacht, nach Mutters Vorarlberger Rezept, *so wie es sich gehört*, mit drei Sorten Käse, von denen eine in Wien nur schwer zu beschaffen ist; er habe nur für sich selbst gekocht, die Spätzle seien gut gelungen, mehrere Tage habe er davon gegessen. Ich stelle mir vor, dass es gegen Ende schon etwas grau geschmeckt haben muss.)

Hier war der Vater oft mit seinen Söhnen, nur manchmal war die Mutter dabei. Das Beisl liegt in meiner Wohngegend, was für ihn eine längere Anfahrt bedeutete. Öfters schlugen wir vor, uns doch näher bei ihm zu treffen, er aber bestand darauf: Es mache ihm nichts aus, im Gegenteil, er lege sich seine Termine absichtlich so, dass er jeden Tag einen gewissen Weg innerhalb der Stadt zurücklegen müsse. So *komme er raus*. Außerdem, sagte er, fühle er sich hier wohl, das Beisl habe eine altmodische Gemütlichkeit, die langsam am Aussterben sei, und das Essen schmecke auch, man *gebe sich hier Mühe*.

Wir kannten noch den Vorbesitzer, der gleich am Anfang des Ruhestands einen Herzinfarkt erlitt, von dem er sich glücklicherweise bald wieder erholte. Nach der Neuübernahme blieben wir dem Beisl treu, auch den alten Wirt sah man oft sitzen in der Gaststube, die einmal seine gewesen war. Wir waren uns einig, dass der neue Wirt seine Sache gut macht, dass *alles passt*, die Speisekarte wurde nur leicht verändert. Im Beisl war mein Vater zu Scherzen aufgelegt. Er hatte einen Schmäh, dem nicht jeder folgen konnte. Oft waren seine Andeutungen und Finten während des Bezahlens so trocken und subtil, dass sie unbemerkt blieben. Zum Schmäh des Vaters gehörte das Augenverdrehen des Sohnes. Der letzte jüdische Witz, den er uns wenige Tage vor seinem Tod im Beisl erzählte, war kurz.

Der wichtigste, reichste Weinbauer der Region ruft seinen Erstgeborenen ans Sterbebett, um ihn ins große Familiengeheimnis einzuweihen. Mühsam beugt er sich vor und spricht: *Wein kann man auch aus Trauben machen.* – Was mein Vater jiddisch ausgesprochen hat. Manche sagen, das solle man besser lassen, doch er durfte das, und zwar, weil er es so gut konnte. Es war stets liebevoll und mit augenfunkelndem Respekt vor einer reichhaltigen Humorkultur. Wir haben uns oft gefragt, woher er *das wieder hatte*. Bei ihm zu Hause finden sich mehrere Sammelbände mit jüdischen Witzen und Schmunzeleien. Er war vielleicht der jüdischste Nichtjude, den ich kenne. Ob eine solche Zuordnung antisemitisch ist?

Das gekochte Rindfleisch mit Rösti und Spinat schmeckt heute nicht so gut wie sonst.

Die ersten zwei Wörter meines ersten Buches sind: *Mein Vater* ... Es ging darin nicht um ihn. Der Rest war groteske Dystopie. Er kaufte ein paar Exemplare davon – wie von allen, die noch folgen sollten –, um sie zu verschenken. Aus stillem Stolz und als Beweis, dass sein Schulabbrecher-Sohn *auch etwas machte*.

Die familiäre Krisensitzung damals, als ich vor der Matura, gegen Ende der siebten Klasse, hinschmiss. Es gab keine Vorhaltungen, nur Bedenken; danach nie qualvolles Ausfragen, sondern wohlwollendes Interesse. Das elterliche Einverständnis: *Lassen wir ihn, er wird schon wissen*. Ob ich selbst einmal mit meinen eigenen Kindern so gnädig sein werde?

Er ging viel ins Kino, oft mehrmals die Woche. Manchmal war ich dabei. Er war der wahre *Kinogeher*. Als Walker Percy den gleichnamigen Roman schrieb, hat er eigentlich – ohne es zu wissen – meinen Vater gemeint. Theatergeher war er dazu auch noch, und ich finde, es müsste einen Roman mit diesem Titel geben. Thomas Bernhards Theater*macher* reicht nicht aus. Konzertgeher war mein Vater ebenso, und allgemein Veranstaltungsgeher, besuchte Vorträge, Lesungen und Podiumsdiskussionen.

Er war überhaupt *Geher*, auf allen Routen und jedem Terrain, in allen Lebenslagen. Ein Buch mit diesem Titel existiert, es handelt sich um eine freundliche Kindergeschichte. Ich hätte schwören können, es gelesen zu haben, und war davon überzeugt, es stehe bei mir im Regal. Doch ich kann es nicht finden. *Der Geher*, denke ich und beschließe, ein solches Vorhaben eines Tages in Angriff zu nehmen, jedoch als langsames Erwachsenenbuch.

Auf in den Kalender eingelegten Zettelchen waren Listen notiert mit sehenswerten Filmen. So behielt er stets den Überblick. Die meisten Kinobesuche absolvierte er allein und erzählte uns davon. Wenn es ein Film war, den ich noch sehen wollte, bat ich ihn, nicht alles zu verraten. (Mein Bruder geht grundsätzlich nicht ins Kino; höchstens zu einer lehrreichen Dokumentation lässt er sich überreden.) War es einer, den ich nicht sehen wollte, durfte er ihn im Ganzen nacherzählen, wobei er ein paar gelungene Dialoge aus dem Stegreif sinngemäß wiedergab. Manchmal geriet das Vorspielen so ausführlich und detailreich, dass wir ihn einbremsten. Seine Erzählung war bestimmt oft besser als der Film selbst.

Zu sagen, dass einen der Tod des Vaters zwar zutiefst erschüttert, jedoch nicht überrascht. Jedenfalls nicht so sehr, wie er es eigentlich sollte. Habe ich mich bereits lange vorher mit seiner Sterblichkeit abgefunden? Bei dem Gedanken überkommt mich heiße Scham.

Einmal während eines mehrtägigen Krankenhausaufenthalts habe ich ihn nicht besucht. (Hatte er etwas am Bein?) Ich schob die schlechte Verbindung mit den öffentlichen Verkehrsmitteln vor. Ein solcher Krankenbesuch ließ sich meiner Meinung nach nur schwer in die volle Woche zwängen, er wäre eine Unannehmlichkeit gewesen, die ich mir ersparen wollte. Schließlich –

so rechtfertigte ich mein Verhalten mir gegenüber – gehe es ja nicht um *Leben und Tod*. Mein Bruder hat ihn besucht. (Er ist schon immer der bessere Mensch gewesen – dafür vielleicht auch der kompliziertere.)

Dafür, das weiß ich noch, besuchte ich ihn ein anderes Mal im selben Krankenhaus, als er sich durchuntersuchen lassen musste, wofür man ihn über Nacht dortbehielt. (Meine Erinnerung lässt mich im Stich, ihr ist nicht zu trauen: Wenn es bloß eine Nacht war, weshalb habe ich ihn dann extra besucht? Wenn es aber mehr als eine war, kann es dann lediglich eine Vorsorgeuntersuchung gewesen sein, wie gründlich diese auch ausgefallen sein mochte?) Dass ich dort war, steht fest. Ich sehe uns durch den Innenhof spazieren, in ruhigen, geduldigen Schritten. Wir haben Zeit.

Ich brauche mir keine Sorgen zu machen, schließlich sind Väter unsterblich, die Welt kann ihnen nichts anhaben, jeder Niederlage folgt eine neue Offensive samt Rückeroberung des verlorenen Gebiets. Die Unsterblichkeit der Eltern ist die letzte verbliebene Gewissheit in einer unverbindlichen Welt. Wir plaudern über dies und das. Ich bilde mir ein, mich zu erinnern, ihm etwas mitgebracht zu haben, wie es sich für einen Krankenbesuch gehört; Schokolade vielleicht, oder eine andere Süßigkeit, bei denen er sich doch eigentlich zurückhalten sollte.

Das Wetter ist gut. Wir setzen uns auf eine Bank. Dort sitzen wir noch.

Vier – Der praktische Abenteurer

Bilder sagen alles.

Mein Vater in fortgeschrittenem Alter, stehend in Warschau, wo wir zu zweit gewesen sind. (Hotel mit Blick auf den wuchtigen Kulturpalast, dessen Museen wir artig durchschritten. Die Straßen waren schlecht, das weiß ich noch.) Sein Lesebrillenblick hintersinnig, unergründlich. Flachbreite Rucksackschlaufen drücken schwarz aufs Sakko. In den Händen ein kamerawärts aufgeschlagener Reiseführer, mit dessen Hilfe er unsere Wochenendreise akribisch vorbereitet hatte, worin mein Bruder ihm ähnelt, was mir jedoch nicht liegt; mir reicht ein grober Abriss, eine ungefähre Ahnung der Routen und Etappen und Stationen. Von den Fingern hängen ein durchsichtiger Plastiksack – ein tragbares Müllsackerl – sowie ein zweiter, robuster Plastiksack, in dem Mitbringsel oder Jause verstaut sind. Er steht an einer verlassenen Stadtrandkreuzung. Im Hintergrund ein geschlossener Baustellencontainer und ein jungfräulich weißer Zebrastreifen, der aus dieser Straßenszene herausleuchtet. Sein Haargupf touchiert die Gehsteigkante. Mein Vater ist ein freundlich-müder Mann. Ich muss das Bild gemacht haben. (Wir fertigen einen Ausschnitt an, machen aus dem Querformat mit Zebrastreifen und Container ein stimmiges Hochformat, das wir den Büchern einlegen, die wir nach der Verabschiedungsfeier am Friedhof Hernals als Erinnerung an die Gäste verteilen. Wir tun das, weil es ihm entspricht.)

Mein Vater um einiges jünger am englischen Strand im kurzärmligen weißen Hemd, mit gelbem Fischerhut, der mehr eine weiche Schlappkappe ist. Die eine Hand zum Kameragruß erhoben, die andere hält einen windbewegten Algenfetzen. Die Hosen ein paar Umdrehungen hochgekrempelt, die nackten Füße behaglich im Sand. Ein Vorzeige-Tourist, eine Figur mit geselligem Birnenbauch. Über die Brust eine Umhängetaschenschärpe, in der Gürteltasche ist seine Kamera verstaut – mein Vater, der praktische Abenteurer. Die Augen zusammengekniffen, der geblendete Blick gewitzt. Im Hintergrund, halb der Linse zugewandt, seine Schwester, meine Tante; sonnenbebrillt, barfuß im Kräuseln milder Wellen. Das Meer ist ein strapaziertes Gebrauchsmeer und kein unberührtes Katalogmeer wie im Paradies.

Noch ein Meerbild, kein Strand, sondern am Parkplatz einer Krabbenbucht, in der auch wir unser Glück versuchten mit Plastikkübel und Angelschnur und seichtem Netz am Stecken. Mein Vater hat sich direkt auf einem Kanaldeckel platziert. Mit kurzen Hosen und schwarzen geschlossenen Schuhen, die Umhängetasche diesmal nach vorne gerichtet, auf dem Kopf eine handelsübliche Schirmkappe mit nichtssagendem Firmenlogo; oder heißt es *N. Y.* für New York? Mein Vater steht da *frohgemut*, in Erwartung eines Fangs – den es dann auch gab. Ich war ein Kind und fing Krabben mit Speck, einmal verlief sich an die Angelschnur ein Fisch. Er wurde pflichtbewusst abgelichtet, dann löste ihn ein hiesiger Angler fachmännisch vom Haken und entließ ihn in die Freiheit. Ich war betrübt. Auch all die Krabben kamen wieder frei, man fing sie nicht für den Verzehr, sondern zum Spaß.

Zwei Passbilder, schwarzweiß. Auf dem einen ist er zwanzig oder jünger. Ich erkenne ihn nicht. Es ist ein anderer Mensch, mit schmalem, definiertem, beinah kantigem Gesicht. Er schaut links zur Seite, mit einem Blick, der etwas will, aber nichts braucht. Die Frisur ist kompakt und zeitlos modern, die Krawatte sitzt.

Auf dem anderen Passbild ist er etwa vierzig. Falls er bereits Kinder hat, dann sieht man ihm die Elternmüdigkeit kaum an. Die Frisur erlaubt sich mehr, seine Haare wellen sauber über den Scheitel und bauschen sich am Hinterkopf. Das Lächeln ist echt.

Mein Vater jung. Dreißig? Früher sahen die Leute älter aus. Das Foto ist als einziges quadratisch, die Ecken sind abgerundet – welch sinnliches Format! Mit offenem Hemd hat er es sich auf der Couch gemütlich gemacht, den Schneidersitz in eine Wolldecke geschlungen, ein kindgroßes *Eulenkissen* aufgeschoßt – Kissen in der gedrungenen Form einer Eule samt abstehenden Filzfüßen, Schrägschnabel und leeren aufgenähten Augen –, ein beiges Zierkissen zerknautscht in den Nacken gesteckt. Er liest ein dickes Buch, hat knapp ein Viertel, und verzehrt dabei eine Karotte. Mit gedellter Hamsterbacke schaut er auf, herausfordernd belustigt. Am Finger ein Ring, der wohl Ehering ist. Also muss er älter sein. Die runden Bildecken schmeicheln der Hand.

Mein Vater, *der Narr*. Mit Narrenkappe überm zweifelnden Gesicht in der Schauspielgruppe der Lehramtsanwärter. Neben ihm ein Kollege mit Bauernhut und glattschwarzen Haarsträhnen. Mein Vater liebte Publikum. Wie ausgelassen und vorlaut er auf Jugendbildern ist. (Dieser Absatz könnte auf die Pointe zulaufen: Lehrer war er nur kurz, Narr aber ist er Zeit seines Lebens geblieben.)

Ein fieser Schnappschuss Mitte fünfzig beim Zählen großer Scheine einer ausländischen Währung. Es lässt sich nicht entziffern, um welches Urlaubsland es sich handelt. Links mein Bruder als abgeschnittenes Halbgesicht, rechts der abgewinkelte Ellbogen eines weißhemdigen Kellners. Mein Vater beim Bezahlen – eines Frühstücks? Im Hintergrund ein Fenster, draußen scheint es morgenhell. Um ihn rankt eine Kletterpflanze, verteilt sich wirr auf einem grobmaschigen Trenngitter. Er blickt auf vom Hinzählen der fremden Scheine, über eine tiefsitzende Brille hinweg; der klassisch belämmerte Blick des unvorbereitet Abgelichteten. Ich war als Fotograf gern liebevoll gemein und erfreute mich an meinen Abschüssen. Damals, im Zeitalter des Analogen, konnte man Bilder nicht sofort löschen, sondern ließ sie alle entwickeln und hatte seine Opfer verewigt.

Vier Bademantelbilder zu Hause, die ein Kind gemacht haben muss, so sinnlos vergeuden sie den teuren Film.

Auf dem ersten Bild er auf der Couch, den Arm aufgestützt, mit dünnem Strichmundlächeln und benebeltem Blick.

Auf dem zweiten Bild er stehend im Profil mit Kopfhörer, dessen Kabel sich die Brust entlangschlängelt und im Bademantel verschwindet. Die Hände verschränkt vorm herausgedrückten Bauch. Geschlossenen Auges beseelt.

Das dritte Bild im Schneidersitz am Wohnzimmerboden aufmerksam vor dem Fernseher, an den unsere erste und einzige Videospielkonsole angeschlossen ist, der Nintendo mit dem eckigen Controller in Grau, Rot und Schwarz. Ich glaube, diese Klotzkiste sah schon bei ihrem Erscheinen recht altmodisch aus. Mein Vater war nie Spieler; welch ungewohnter Anblick, ihn gelassen konzentriert bei diesem Zeitvertreib zu sehen, wie sonst nur seine Kinder verbissen aufgedreht bei *Super Mario*. Was er wohl gespielt hat? *Tetris* vielleicht, das auch die Erwachsenen mochten. Saß er dort aus eigenem Antrieb oder weil er um die gestellte Szene gebeten worden war? So ihn sich auch merken: als in *Tetris* vertieften Bademantelmann. Das Buntstein-Puzzle eine Zen-Meditation.

Auf dem vierten Bild ist er nah, den Kopfhörer aufgesetzt, in Händen das flache Kästchen mit Lautstärkeregler. Breites, hautaufschichtendes Grinsen, die Augen ein müdes Blau. Er wirkt frisch rasiert, die Bilderreihe muss an einem faulen Sonntag entstanden sein, denke ich, ja, ein bademantelfauler Sonntagvormittag. Vermutlich habe ich die Bilder gemacht, denn mein Bruder war bereits in seiner Jugend ein eher nüchterner Mensch.

Mein Vater als Poseur. (Dabei posierte er doch nie.) Er steht in sommerlicher (Kärntner?) Berglandschaft. Verschmitztes Lächeln. Der rechte Arm hängt gerade hinunter, der linke ist zu einer Art rüpelhaftem Bandengruß erhoben, wie man ihn von Gangsterrappern kennt. Da war er seiner Zeit voraus. Rundum brave Tannen.

Mit Pilotenbrille cool am Meer, den Kopf herausfordernd geneigt, den Mund lasziv geöffnet, ohne dass es unmännlich wirkt. Er trägt bereits den Ehering, einige Jahre vor der Geburt des ersten Kindes. Er sieht aus wie einer, der weiß, wie man lebt, der es sich gut gehen lässt.

Vier Reisebilder aus Mexiko, glaube ich, jedenfalls noch ohne Kinder, bald nach der Hochzeit. Auf mich wirkt es befremdlich, dass auch damals schon die Leute so weit reisten, als Flüge doch viel teurer waren. Außerdem kann es in diesen fernen Ländern doch kaum sicherer gewesen sein als jetzt. Und wie stand es um Impfungen?

Die Bilder haben einen angenehm braungelben Sepiaschleier, wie er heute bei Digitalfotos als Filter künstlich hinzugefügt wird. Man fühlt sich warm umfangen und in den bebilderten Geschichten willkommen geheißen wie in einem intakten Zuhause. Mein Vater war ein schmaler Mann, hintergründig und abenteuerlustig, er war sichtlich verliebenswert.

Im Bademantel am Pool zieht er am Strohhalm eines Drinks.

Mit umgedrehter Schirmkappe und der selbstbewussten Pilotenbrille schweift er in die Ferne, das überblickte Gebiet wirkt trocken und karg, ist nur spärlich bebaut, durstige Bäume stolpern darin.

Mein Vater als waghalsiger Felsenkletterer. Fröhlich erklimmt er die bedenklichen Ruinenstufen eines Tempels oder einer Befestigungsanlage. Bei Schwindel greift man nach der groben Eisenkette, die der Länge nach verläuft. Er stützt sich mit halber Hand an der Trittkante ab und wagt einen steilen Blick nach unten, wo meine Mutter ihn wohl besorgt ermuntert. Rechts unten im Bild der Regenbogenviertelkreis des Lens-Flare-Effekts. Es ist nichts passiert.

In einem Restaurant hält er sich mit kindlicher Freude gleichzeitig drei bis vier Gläser an den Mund, genau ist es nicht zu erkennen. Er tut, als setze er zum Trinken an, dabei hat er bestimmt in der Bewegung innegehalten, damit das Bild scharf wird. Vor vierzig Jahren hat man beim Essengehen nicht gar so anders herumgeulkt als heute, wenn es darum ging, einen Moment abzubilden. Mein Vater trinkt für drei mit hochgerunzelten Augenbrauen.

Das einzige Selbstporträt, man erkennt ihn darauf nicht. Er steht vor einem Spiegel; wo sein Gesicht sein sollte, ist der harte Lichtblitz. War er da allein in Los Angeles? Die Einrichtung wirkt eher unamerikanisch, da sind ein paar nichtssagende, kleinformatige Farbflächen an der Wand, der Spiegel wird verstellt von einem irgendwie bäuerlichen Ofen. Da stehen eine leere Buntglasflasche (Wein), ein langstieliger schmiedeeisener Kerzenständer mit weißer Kerze, sie ist klobig und plump und weiß wie etwas Fades und vom Abbrennen entstellt. Da sind ein Haufen runder Steine, wohl zur Zierde. Neben dem Ofen ist ein Korb mit alten Zeitungen. Der mannshohe Spiegel ist mit rotem Holz umrahmt, in dessen rechter oberer Ecke ein Naturholz-Engel steckt. Mein Vater bestand auf dieser Sekunde, sich im Mantel hinzustellen und zu zeigen: Es gibt mich. Wo immer er da gewesen sein mag.

Drei Schlafbilder. So echt, so unverstellt.

Dösend am Bett der über die Weihnachtsfeiertage gemieteten Hütte im Bregenzer Wald. Er liegt angezogen, die Hände auf der Brust verschränkt. Ein erdbrauner Pullover. Es muss anstrengend sein, mit Kindern zu verreisen. Ständig ist ihnen kalt oder heiß oder sie müssen aufs Klo oder streiten sich oder es gibt kein Ketchup zu den Pommes und Hunger haben sie sowieso andauernd, und der Ort ist fremd und die Geräusche, und die Toilettenspülung so laut, dass man sich fürchtet, und der hat das gesagt und der hat mir das weggenommen und die lassen mich nicht mitspielen. Kinder als Schlafgrund.

Er sonnenbenetzt in der Wiese, abermals die Hände auf der Brust verschränkt – ich muss es mir als bequeme Ruheposition merken. Er trägt ein gewagtes Pastellblumenhemd, in dessen Tasche ein Kugelschreiber steckt. Man weiß nie, wann man sich etwas Wichtiges notieren muss. Er hat seine Jacke untergelegt, der Kopf liegt frei. Das Gras ist buschig und die Pause verdient. Den meisten Ehemännern wird es irgendwann lästig, den Ring zu tragen, sie sind Schmuck nicht gewohnt. Selten steckt mehr dahinter.

Nach dem Wiesenschlaf nun ein Wärmflaschenschlaf am Wohnzimmerboden. Er liegt seitlich – in stabiler Seitenlage – mit der Decke kuschelnd, unterm Kopf drei quadratische Polster zurechtgestopft. Das ist sein schlimmes Kreuzweh, denke ich, bei dem er eine Stellung finden musste, die nicht schmerzte. Das ist kein erholsamer Schlaf, sondern eine Erlösung von Hexenschussqualen. Das Bild ist friedlich, aber ernst. So ähnlich lag er da, als wir ihn tot in der Küche fanden. Die ziegelrote Wärmflasche liegt ungenutzt am weggestreckten Arm; er hat sich daran sattgewärmt. Sein Haar ist liebenswert verschwitzt. Es ist durchsträhnt mit Silbergrau; bis zuletzt war es dicht. Gute Gene, denke ich. Er trägt eine Jogginghose und ein Hemd mit hochgekrempelten Ärmeln. Ich hoffe, diese deckengeschiente Bodenlage hat ihm Erleichterung verschafft. Ich bewache seinen Schlaf.

Überhaupt: Schlafende Väter! Es gibt sie noch und noch, müdegespielt und müdegetragen und müdegelesen, neben sich das noch hellwache Kind. Es scheint, Männer halten nichts aus. Frauen sind zu Recht belustigt, wie bald die Väter erschöpft sind von der Beschäftigung mit dem Nachwuchs, und bilden ab, wie *herzig* ein so großer Körper mit so wenig Durchhaltevermögen sein kann.

Denn wo sind sie, die schlafenden Mütter? Ich habe noch keine gesehen. Schlafende Mütter der Erde, zeigt euch! Lasst euch ablichten vom Mann an eurer Seite. Wenn es euch denn gibt. Mütter scheinen unermüdlich, auf Bildern sind sie wach. *Schlafende Väter* – der Name eines Bildbands mit Einblicken ins Weltgeschehen mit Kind. Wenn Zeit ist, werde ich ihn angehen.

Mein Vater als unverhoffter Katzenstreichler. War er ein Tierfreund? Jedenfalls kein Tierfeind. Habe ich ihn jemals einen Hund streicheln sehen? Nicht dass ich wüsste. Sogar jedwede Berührung irgendeines anderen Tieres fehlt mir in der Erinnerung. Jedoch hatte er nichts gegen Tiere und hätte uns niemals den Umgang mit einem untersagt. Hier streichelt er eine Katze, offenbar mit einiger Herzlichkeit und Belustigung. Die Katze schmiegt sich geduckt in die Hand. Es scheint ihr zu gefallen.

Mein Vater als Kindskopf in einer Erwachsenenrunde. Mit schnurrbärtiger Drittelmaske, die knapp unter der Augenpartie ansetzt und bis an die Oberlippe reicht. Er trägt einen schwarzen Mafiahut, auf dessen Krempe prangt der Schriftzug AL CAPONE. Sein linkes Ohr wird vom Gummiband eingeschnitten, regelrecht in zwei Hälften geteilt, was unangenehm, wenn nicht schmerzhaft aussieht. Allein durch seine Augen strahlt er übers ganze Gesicht. Es muss ein Faschingsumtrunk sein.

Das war mein Vater allein. Es folgt ein Stapel Paarbilder.

Dieselbe Faschingsrunde, diesmal sitzt mein Vater neben meiner Mutter am Tisch, beide vor sich ein ausgetrunkenes Sektglas. Laut Jahreszahl auf der Rückseite bin ich vier Jahre alt, mein Bruder acht. Doch weit und breit keine Kinder. Wo sind sie? Plötzlich gibt es einen nur noch *mit Kind*, man ist nicht mehr sein eigener Mensch. Meine Eltern haben den gleichen zufriedenen Blick, mein Vater strahlt eine Offenheit und ein abwartendes Interesse aus, dass er der beste Zuhörer am Tisch sein muss. Er trägt jene kratzige Strickweste mit Grün und Blau und Schwarz, die *so sehr er war*. Die Farbgebung war dunkel und schwer, deshalb machte mich die Weste als Kind melancholisch und ich hatte vor ihr Respekt. Ihre Knöpfe waren knollig und robust (oder war das die braune, noch gröbere Weste?). Sie roch gut nach ihm.

Ein Hochzeitsreisebild aus Venedig, mein Vater im beigen Anzug, meine Mutter im hüftlangen Pelzmäntelchen. Ihre Augen sind geschlossen. Wer hat dieses Foto von ihnen gemacht, als Frischvermählte so geblendet am Markusplatz? Unter den Arkaden breiten sich die Souvenirstände aus, sind Kühlschrankmagnete ausgelegt und Postkarten aufgefächert. Mein Vater lächelt unbeholfen, meine Mutter wirkt geerdet, beinah streng. Sie sind ein schönes Paar – gemeint ist: *Sie ergeben als Paar Sinn*. Man sieht sie gern an und möchte wissen, wie es mit ihnen weitergeht.

Meine Eltern jausnend am Meer. Er steht, sie sitzt auf grobem Stein, als Unterlage dienen Pullover. Er hat etwas in der linken Hand – vielleicht ein Stück Brot, das er den Möwen hinwerfen möchte? Sie hält mit beiden

Händen einen Laib Weißbrot, den sie im Begriff ist zu zerteilen. Beide tragen sie eine ähnliche Pilotenbrille. Am Boden aufgefaltetes Einwickelpapier mit Schinken und Käse, da glänzt eine dralle Tomate. Da stehen eine Flasche Wein (mit hineingestopfter Serviette neu verkorkt?) und eine Plastikflasche Mineralwasser. Vergnügtes Meeres-Picknick.

Meine Eltern auf einer Bank. Es könnte jene vorm Kärntner Bungalow sein, den wir im Sommer manchmal bewohnten, direkt am See. Sie tragen Badesachen. Ihrem Alter nach sind sie hier jedoch noch kinderlos. Mein Vater grinst meine Mutter an, die tadelnd in die Kamera lächelt. Vor ihnen ein Blumenstrauß aus sanftgelben und mildroten Nelken. Ein Jahrestag? Zum Geburtstag? Im Fenster spiegelt sich der Fotograf, bei dem sich schwer erkennen lässt, ob es sich eigentlich um eine Fotografin handelt. Die Figur ist von den quergestellten Lamellen der Jalousie zerteilt in gleichbreite Menschenstreifen. Meine Mutter lächelt gerührt, weil es jemand mit ihr ernst meint, sich Mühe gibt. Die Nelken sind eine gelungene Überraschung und ein Zeichen für etwas.

Ich könnte andere befragen, meine Familienmitglieder einbinden. Ich könnte jedes Bild umdrehen, das Datum ansehen, will mir aber stattdessen möglichst viel zusammenreimen: Anlässe, Orte, Personen. Die Geschichten stimmen, indem man sie erzählt. So entsteht eine andere Wahrheit, mit weniger Information, dafür mit mehr Vermutung und Geheimnis. Merke: Nur weil man etwas behauptet, ist es deshalb noch lange nicht falsch.

Zahlen sagen nichts.

Fünf – Mein Kampf

Es gibt die Gattung des Erinnerungsbuches.

Ich lese das Mutterbuch von Peter Handke, den ich gern ehrfürchtig verklausulierend *Weltkärntner* nenne. Damals, beim ersten Lesen, hat es mir wenig gesagt, ich fühlte mich davon nicht gemeint. Es war mir zu trocken und spröde. Im Wiederlesen ist es ein Buch über mich, ist die Geschichte der selbstmörderischen Mutter plötzlich die Geschichte meines kaltgewordenen Vaters.

Es beschäftigt mich, zieht mir aber nicht den Boden unter den Füßen weg. Dafür ist es mir zu nacherzählend, zu sehr mit Daten und Fakten angereichert, zu geordnet und zu wenig anekdotisch – das wird es erst gegen Ende, als es ausdünnt zu einzelnen Gedankenfetzen und Vergangenheitsfragmenten, zu luftig hingeträumten Sätzen, die ganz für sich stehen dürfen ohne zweckdienlichen Brückenschlag zum vorgelagerten oder nachgestellten Bild. Es ist eine andere Art des Erinnerns: den Menschen in Streiflichtern herauszuerzählen.

Ich besitze das Buch in zwei Ausführungen: eine neuere, selbst gekaufte Taschenbuchausgabe und das

Exemplar meines Vaters, das ich mir damals aus dem Regal nehmen durfte, wie so viele andere Bücher österreichischer Autoren, bei denen ich mich früh aufgehoben fühlte.

Einmal haben wir gemeinsam sein Kellerlager ausgemistet, das ihm von seinem Arbeitgeber bis in den Ruhestand hinein zur Verfügung gestellt wurde. Stundenlanges Sichten und Sortieren hunderter, wenn nicht sogar tausender Bücher. Wir haben sie nicht gezählt. Bücher lassen sich nur schwer schätzen.

Wir brachten es kaum übers Herz, etwas wegzuschmeißen, höchstens ein paar billig produzierte Fließbandkrimis kippten wir ins Altpapier. Selbst die taten weh. Im Vaterkeller gab es das: Unterhaltungs- und Zerstreuungsliteratur, Bahnhofsbuchhandlungsware, Wegwerflektüre, Leseschrott. Aber nicht viel. Das eine oder andere überholte Sachbuch, dem die Wissenschaft davongaloppiert war. Jedes einzelne Buch wurde in die Hand genommen und begutachtet, und jedes hatte eine Geschichte, und mein Vater erzählte sie mir. Ich war der Räumer und Sortierer, der Stapler und Verpacker, er saß daneben und kommentierte. Er war der Erzähler. Es war die ihm zugedachte Rolle, während wir uns durch sein Leben gruben, das hier in Buchform eingeschachtelt war.

Ich blättere in seinem Exemplar des Mutterbuchs, in dem es vereinzelte Anstreichungen meines Vaters gibt. Vielleicht war es fürs Studium. (Er hat es nie beendet.)

Die Markierungen wurden mit rotem Kugelschreiber vorgenommen. Schnurgerade Linien, wie mit dem Lineal gezogen, autistisch gerade, teils Unterstreichungen einzelner Sätze, teils seitliche Doppelstriche parallel zur Buchkante als Hinweis auf eine ergiebige Stelle. Es ist aufschlussreich, was ihn besonders beschäftigt oder fasziniert hat, was ihm relevant schien oder nützlich für eine Seminararbeit. Bis zuletzt ist er akribischer Anstreicher geblieben und vertrat nie die Philosophie, dass man lediglich mit Bleistift ans Werk gehen sollte.

Ich frage mich, ob diese Markierungen tatsächlich einer Zeit entstammen, als er noch Germanistik studierte, ob sie also einem konkreten Zweck dienten, oder aus eigenem Antrieb geschahen. Zwei Prüfungen hätten ihm noch gefehlt, wie er stets heiter bemerkte. (*Zwei Prüfungen* wurde bei uns zum geflügelten Wort.) Ich glaube, er hat den Abbruch nie bereut. Um den akademischen Titel war es ihm nicht schade, es amüsierte ihn, wie andere den ihren vor sich hertrugen.

Die markierten Stellen sprechen von der Möglichkeit des Erinnerns, von dem aufreibenden Prozess, den das Hervorerinnerte durchläuft, sobald man es durch Sprache festzuhalten versucht, wie es entgleitet und sich wandelt. Erinnerungsarbeit, denke ich, Erinnerungsanstrengung. Ich frage mich, was meinem Vater diese Stellen gesagt haben, was ihn bewogen haben mag, hier den Stift anzusetzen, und vor allem, welche Schlüsse er für sich selbst daraus zog.

Ohne es zu wissen, hat er eine Vorarbeit geleistet, bringt er mich auf den Weg.

Jede Chronologie wirkt seltsam künstlich. Jedes Leben bleibt Fragment.

Jahreszahlen sind egal. Ich merke sie mir noch schlechter als Namen. Am ehesten verfüge ich über ein Gefühlsgedächtnis, merke mir eine Begebenheit samt zugehöriger Stimmung, die eine ratternde Maschine in Worte umformt. Mir ist schleierhaft, wie andere sich Fakten merken können.

Es gibt Leute, die kennen den Wetterbericht.

Mein Vater erlebte eine Nachkriegskindheit, zu der ich ihn nie näher ausgefragt habe. Es tut mir nicht leid. Mag sein, dass er als Bub noch die Panzer durch die Gegend fahren sah, auf Patrouille durch die gastfreundlichen Dörfer. Schlechte Erfahrungen mit den Besatzern sind mir keine bekannt. Er bekam amerikanischen Kaugummi und hätte vielleicht auch Zigaretten gekriegt – so jedenfalls stelle ich es mir vor. Welche Rolle seine Eltern und die anderen Familienmitglieder im Krieg gespielt haben? Wahrscheinlich keine rühmliche, aber wer hätte das schon, jedenfalls niemand, der ehrlich mit sich ist. Sicher gibt es braune Flecken in der Familiengeschichte, etwas schamvoll Verschwiegenes.

Als Tischlersohn wird er nicht in übermäßigen Wohlstand hineingeboren, wächst jedoch auch nicht in ärmlichen Verhältnissen auf. *Es hat an nichts gefehlt*. Holzgeruch in der Werkstatt. Manchmal bastelt er mit, doch eher ungeschickt und lustlos, sein Leben spielt sich woanders ab, seine Welt sind die Bücher.

Mein Vater war Kärntner. Heißt das etwas? Wenn ja, was genau? Es heißt, dass er immer mit großer, wenn auch verzweifelter Belustigung davon geredet hat, was in *seinem* Bundesland denn nun schon wieder los sei, was *seine* Leute da nun schon wieder *zusammengewählt* hätten, welchem Rattenfänger sie diesmal auf den Leim gegangen seien. Wir als seine Kinder stimmten in dieses augenzwinkernde Kärnten-Bashing stets begeistert mit ein.

Das Image Kärntens ist bekanntlich nicht das beste, was nicht zuletzt mit einem gewissen Landeshauptmann zusammenhängt, welcher vor Jahren spätnachts bei überhöhter Geschwindigkeit volltrunken mit seiner Luxuslimousine in eine Gartenmauer krachte. Die Details sind allgemein bekannt, ebenso all die sich hartnäckig haltenden Verschwörungstheorien.

Der verunfallte Landeshauptmann war ein schlitzohriger Blender, der das Land in den Ruin trieb. Und trotzdem nahm die Heiligenverehrung nach seinem Tod absurde Züge an. Diese machte auch vor meiner Verwandtschaft nicht halt, was ich nie recht wahrhaben, aber auch nie so genau wissen wollte. Überhaupt sollte man mit Onkeln und Tanten, Cousins und Cousinen im persönlichen Gespräch nicht allzu politisch werden. Da erfährt man oft Dinge, die man eigentlich lieber nicht gewusst hätte. Wer das Gespräch hin zum toten Landeshauptmann lenkt, stochert bald in einem Wespennest tiefsitzender Gekränktheiten.

Der selbstverschuldete Imageverlust seines Heimatbundeslandes war für meinen Vater nicht allzu schmerzlich. Er selbst hat der Kärntner Enge früh den Rücken gekehrt und konnte aus sicherer Distanz – längst *eingewienert* – so hart urteilen, wie man es sich nur bei Orten und Menschen herausnimmt, die einem am Herzen liegen.

Mein Vater war Kärntner. Was heißt das? Es heißt, dass ich einen Nachnamen trage, der mich ebenfalls als Kärntner ausweist, womit ich grundsätzlich kein Problem habe, was jedoch eine Behauptung aufstellt, die nicht den Tatsachen entspricht, da ich – falls ich überhaupt eine Form der Zugehörigkeit empfinde, die streng an einen Ort gebunden ist – Wiener bin, denn geboren und aufgewachsen bin ich in der Hauptstadt. Mit meiner Vorarlberger Mutter verlebten wir also eine Jugend im Zeichen des Multikulturalismus innerhalb Österreichs.

Wir zwei Brüder sind ausgestattet mit einem Gehör, das geschult ist an obskuren Dialekten. Wir verstehen noch den letzten Bauern aus dem hintersten Tal, wenngleich eine Antwort womöglich in *Schriftsprache* geschieht. (Unvergessen ein Kindheitsbesuch, als ein Vorarlberger Spielgefährte mich erstaunt fragte: *Wieso sprichst du nach der Schrift?* Meine Art zu reden, neutral und ungefärbt, das hatte er bisher nur im Fernsehen gehört. Ich war heillos überfordert und lief weg.)

So ergibt sich für uns ein Familiengeflecht, das sich zieht von West nach Ost, von Vorarlberg über Kärnten nach Wien, das meinen Dreh- und Angelpunkt bildet. Man könnte sagen: Kärnten ist mein Vaterland, Vorarlberg mein Mutterland, und Wien mein Heimatland. Doch mit jedwedem Heimatbegriff kann ich ohnehin wenig anfangen. *Heimat* habe ich ja schon, wozu also noch ein *Begriff*?

Kärnten ist das literarischste der neun Bundesländer. Die Tatsache, dass so viele gewichtige Stimmen der österreichischen – eigentlich der deutschsprachigen – Literatur von dort stammen, mag zu tun haben mit der Zweisprachigkeit, die in den Grenzregionen gelebt wird. Die Vertrautheit mit dem Slowenischen nährt womöglich ein gewisses produktives Misstrauen beim Deutschen; die Sprache wird vorsichtig, gründlich, besonnen.

Einmal spielte ich in Klagenfurt allein mit Gitarre ein Konzert, das von der sechsten Klasse einer zweisprachigen Schule organisiert worden war. Dort habe ich viel Slowenisch gehört und mich geschämt, nichts zu verstehen, nicht mitreden zu können. Ich sprach lang mit jenem Pfarrer, der in seiner Funktion als Religionslehrer mitgeholfen hatte, den Abend zu gestalten. Ein solches Konzert finde jährlich statt, erzählte er, die Einnahmen kämen einem Hilfsprojekt in Angola zugute. Mit diesem Pfarrer sprach ich über Schule, Religion, Literatur. Zum Abschied bemerkte er lapidar: *Ein Mensch, der in die Tiefe geht.* Dabei muss ich heftig errötet und unmerklich zurückgeschreckt sein, wie es immer geschieht, wenn jemand etwas Nettes über mich zu sagen hat. *Ein Mensch, der in die Tiefe geht*, wiederholte er mit Nachdruck. *Vielleicht der Versuch*, erwiderte ich lächelnd und verabschiedete mich in die kalte Jännernacht, durch die ich meinen Gitarrenkoffer bis zur Schlafmöglichkeit zu schleppen hatte.

Was die Literatur angeht, ist es ein großer Fehler, kein Kärntner zu sein.

In vielen der Bücher meines Vaters finden sich Zeitungsausschnitte, eine Rezension oder ein Interview mit dem Autor, der Autorin, dabei ist stets das beigefügte Infokästchen eingeringelt: Buchtitel, briefmarkengroße Abbildung des Covers, genaues Erscheinungsdatum, Preis. Ausgestattet mit diesem Ausschnitt ging er ins Geschäft und kaufte oder bestellte das Buch. Manchmal notierte er sich eines, das im Radio vorgestellt wurde.

So bildete sich oft eine direkte Linie vom Artikel oder der Sendung zur Lektüre, die sich durchs Einlegen der Ausschnitte und Notizzettel nachvollziehen ließ. Viele der neu erstandenen Bücher zeigte er uns und erzählte davon. War er von einem besonders begeistert, weil er zum Beispiel fand, dass bestimmte Themen oder Problemstellungen unserer Zeit gut eingefangen wurden, dann besorgte er mehrere Exemplare, die er im Bekanntenkreis verschenkte. Die eigene Lesefreude wollte er mit anderen teilen. Er schenke lieber Bücher als Blumen, sagte mein Vater, da habe man länger als bloß ein paar Tage etwas davon, im besten Fall bekomme jemand eine neue Sicht auf die Dinge.

In den letzten Jahren seines Lebens hat er sich verstärkt mit Religion beschäftigt. Heute stellt sich die Frage, ob es dem vorgerückten Alter geschuldet war, eine Art Auseinandersetzung mit der eigenen Vergänglichkeit bedeutet haben mochte. Die Geschichte des Islam und seiner verschiedenen Ausprägungen hat ihn interessiert, ebenso sein Platz in der westlichen oder europäischen Gesellschaft. Als Mensch der Aufklärung missfiel ihm jede übertriebene Religiosität – unabhängig von der Glaubensrichtung. Das Luther-Gedenkjahr mit seiner Fülle an Publikationen war für ihn Anlass, sich tiefer in Leben und Wirken dieses Mannes einzuarbeiten.

Seine Denkbewegung, ausgelöst durch das Konsumieren von Berichten und Reportagen, hinein in intensive Lektüre, fand manchmal ihre Fortsetzung in einer tatsächlichen, körperlichen Bewegung, einer Reise an *Orte des Geschehens*, in akribisch geplanten Fahrten auf den Spuren einer Persönlichkeit, eines Volkes oder einer Kultur, einer bedeutenden Entwicklung, eines zukunftsträchtigen Ereignisses. Mein Vater reiste auf den Spuren Martin Luthers oder besuchte Wehrburgen, über die er sich zuvor ein beachtliches Wissen angelesen hatte. (Manche dieser Interesse-Zyklen ließen mich kalt.) Aus einer solchen Begehung, die Geschichte und Geschichten lebendig werden ließ, entstanden Rückkopplungen in die geistige Beschäftigung, was wiederum zu neuer Lektüre und einer Verlagerung der Interessen führen konnte. So schließt sich ein Kreis und geht über in den nächsten.

Wir räumen die Wohnung. Manche der Bücher wirken ungelesen, sind teilweise noch originalverpackt, in zähes Plastik eingeschweißt. Bei einigen klebt das Preispickerl direkt auf der Buchrückseite, eine Unart, da die Druckerschwärze des Strichcodes beim Lesen auf die Finger abfärbt und sich so auf alles weiterverteilt, das man berührt. Sorgfältig löse ich diese Aufkleber, die sich beleidigt einringeln wie gestörte Insekten. Ich lasse sie zu Boden fallen – schließlich wird hier später noch geputzt –, was mir mit einem Mal ein schlechtes Gewissen bereitet. Jemand anderes, jenes räumende Familienmitglied, das als Nächstes den Raum betritt, könnte annehmen, er selbst, mein Vater, habe dieses Preispickerl beim Einschlichten des Buches achtlos zu Boden fallen lassen, dabei habe ich, sein Sohn, es getan. Ich hebe sie auf und wutzle sie mir von der Fingerspitze in den Müllsack.

Einen Teil seiner Bücher nehme ich zu mir. Eine der ersten Konsequenzen, die ich aus seinem Tod ziehen muss, ist die Bestellung und das Zusammenschrauben von vier neuen Bücherregalen.

Bei der Auswahl der Werke, die ich meiner Sammlung einverleibe, lege ich Wert darauf, dass sie mich auch wirklich interessieren, dass also für die Bücher wenigstens die Möglichkeit besteht, einmal von mir gelesen zu werden, auch wenn die schiere Masse und das ständige Hinzukommen neuer Exemplare es sehr unwahrscheinlich machen. Die Wohnung soll kein Bücherfriedhof sein, sondern ein Taubenschlag, belebt vom Flattern der Buchseiten. Ich will kein Buch besitzen als Objekt, gar als Wertgegenstand, sondern sie tatsächlich benutzen, sie einladen, mit mir den Alltag zu teilen. Ich will sie nicht totbesitzen, sondern sie einnehmen als Medizin und gestärkt aus dem Lesen hervorgehen. So wie mein Vater möchte ich ein Buchmensch sein, der ein Buchleben führt. Seine Bücher sind der Ort, an dem man ihn heute am ehesten antrifft.

Nach seiner Verabschiedung, beim Leichenschmaus im rustikalen Gasthaus direkt gegenüber vom Friedhof, verschenken wir ein paar hundert seiner Bücher. Wir legen ein Bild von ihm ein, das Warschau-Bild mit Reiseführer und Rucksack. Auf die erste Seite schreiben wir seinen Namen. Statt einer Blume, denke ich, die nach ein paar Tagen verwelkt. Uns gefällt, dass er noch über seinen Tod hinaus sein Umfeld mit Buchgeschenken eindeckt, dass sie zum Andenken etwas erhalten, das ihn ausgemacht hat, samt Foto, auf dem man ihn sieht, wie er eben war: wissbegierig unterwegs, mit Buch in der Hand, über das er sich die Welt erschließt, die er bereist.

Ich blättere in Kafkas *Brief an den Vater*.

Liebster Vater, beginnt der Sohn und spricht dann von seiner Furcht vor ihm, die ihn sogar davon abhält, ebenjene Furcht zu beschreiben. Der Brief wurde nicht abgeschickt und vom Adressaten nie gelesen. Bei den meisten Briefen ist das die beste Lösung, allein sie zu schreiben kann wichtig und reinigend sein.

(Welch kindliche Freude, welch beflissener Leserstolz, das Buch beim ersten Blick mit einem Griff aus dem Regal zu fischen.)

Es gibt Sterbensbücher. Sie handeln vom Verlust, dem Weg darauf zu und dem unaufhörlichen Nachbeben.

Wolfgang Hermanns Sohnbuch *Abschied ohne Ende* kommt mir in den Sinn, über die schreckliche Beiläufigkeit eines jugendlichen Todes in der Nacht. Der besondere Schrecken entsteht durch die Umkehrung der Rollen, da der Ältere den Jüngeren betrauern muss. So ist es nicht gedacht.

Obwohl es dazu einmal eine Gelegenheit gegeben hätte und vielleicht auch in Zukunft wieder geben könnte, würde es mir niemals einfallen, den Wahrheitsgehalt dieser Schilderungen im persönlichen Gespräch zu erfragen. Wem steht es schon zu, die Wahrheit zu kennen?

Das Buch erklärt nicht, sondern schildert. Aus den tiefsten Abgründen der Trauer schwingt es sich auf zu einer herzzerreißenden, trotzigen Versöhnlichkeit. Als ich es in die Bücherei zurückbrachte, konnte ich mich nur schwer davon trennen.

Die Trauer selbst ist sprachlos. Erst die Folge-Gefühle lassen sich sagen. (Die Vor- und Nebengefühle wohl auch.)

Ich blättere im *Überlebnis*, das Ulla Berkéwicz über ihren Mann Siegfried Unseld geschrieben hat, Anrufung und Abgesang des großen Nachkriegsverlegers. Ich sehe einen zupackenden Kraftprotz vor mir, einen geschäftstüchtigen Genussmenschen von einschüchternder Körperlichkeit. *Überlebensgroß*, denke ich. Ein kompakter Mann, der gerne schwimmt, mit Männerpranken, die viele wichtige Hände schütteln und damit wichtige Entscheidungen treffen; auch die Kopfarbeit muss ihm etwas Körperliches sein. Er ist eine Maschine, ein souveräner Brocken Macht. Das Buch wiederum ist zerbrechlich und fragmentarisch, doch nicht minder kraftvoll, weil es poetisch einen Kampf verliert. Jetzt rinnt Blut aus dem starken Mann, der vergeht.

Wer so schreibt, hat geliebt, denke ich, und liebt noch. Die eigenbrötlerische Worterfinderin, sie dichtet den Tod. Hier werden tatsächlich am Sterbebett die Stufen des Entrinnens mitnotiert. Manchmal kommt man zu nah heran, liest sich zu sehr hinein in einen fremden Lebensrest. Das Buch nimmt sich ernst und weiß, woran es ist. Es weint offen, und man senkt dazu betreten, doch gerührt den Blick. Die Sprache lebt.

Ein Bekannter ruft an. Er sei eben aus dem Skiurlaub heimgekehrt. Seine Mutter habe sich Sorgen gemacht, da sein alleinstehender Vater seit dem Vortag nicht erreichbar gewesen sei. Sie gingen nachsehen, die Tür war von innen verriegelt. Die hinzugerufene Feuerwehr verschaffte sich Zutritt. Man fand den Vater tot im Fernsehzimmer, vermutlich ein Schlaganfall. Welche Sendung wohl gerade lief? Er war einundsiebzig.

Ich beruhige ihn, sage: Das kenne ich.

Karl Ove Knausgårds autobiografischer Romanzyklus kehrt immer wieder ins Haus des Vaters zurück, in dem dieser während der letzten Lebensjahre neben seiner kranken Mutter dahinvegetierte. Der Vater war ein Trinker, das Haus vermüllt, Knausgård entsorgt leere Flaschen, kämpft verbissen gegen den Schmutz. Das Vaterhaus ist Ausgangspunkt der Erzählung, die Sonne, um die sich alles dreht, mit einer Gravitation, die alle rundum angeordneten Objekte in ihren Bahnen hält. Ich gehe die Bände nicht chronologisch an, sondern nach Interesse und Verfügbarkeit in der städtischen Bücherei. (Wie schön wird es sein, mein Büchereibuch in Angriff zu nehmen, für das sich schon einiges an Ausgangsmaterial angesammelt hat; schön wie ein Urlaub vom Leben.)

Kämpfen ist der umfangreichste Teil der Reihe und gleichzeitig ihr Abschluss. Das Buch begleitet mich auf einer Fernbusfahrt in eine ostdeutsche Kleinstadt, ein Weg, den ich während eines schwierigen Jahres immer wieder antrete, um jemanden zu besuchen. Es gibt einen Zwischenstopp am Busbahnhof in Prag, genug Zeit für ein schnelles, ungesundes Mittagessen und einen Mitnehmkaffee. Während der zehnstündigen Reise schaffe ich zwischen zweihundert und dreihundert Seiten. Manchmal muss ich pausieren, weil die Augen brennen. Dann höre ich Podcasts und schaue aus dem Fenster in nichtssagende Landschaft mit Baustellen und Pferden.

Knausgård streut Zitate ein, Ernst Jüngers *In Stahlgewittern* kommt ebenso vor wie Hitlers *Mein Kampf*. (Allein den Namen zu nennen, vergiftet das Geschriebene.) Mich verwundert, wie unschuldig und beiläufig die Stellen daraus wirken. Regelrecht erschüttert bin ich davon, wie gut lesbar manche Ausschnitte sind, ja direkt angenehm zu lesen, beinahe hellsichtig und klar. Dieser Eindruck erscheint mir ungeheuerlich; es darf nicht möglich sein, den Schriften eines Menschenschlächters etwas abgewinnen zu können. Ich traue mir nicht mehr, bin böse auf mich.

Aus gelangweiltem Trotz spinne ich an einem fiesen Scherz herum: Ich könnte einen lesenswerten Absatz mit Seitenhieben auf den Kunstbetrieb abfotografieren und an einen oder mehrere Freunde verschicken. Die Kontaktierten würden antworten, dass sie den Text durchaus anregend und unterhaltsam fänden, sich jedoch fragten, woraus er entnommen sei. Jetzt könnte ich sie raten lassen. Mit ihren Vermutungen würden sie allesamt ins Leere stochern. Dann würde ich triumphierend offenbaren, dass die Stelle aus Hitlers *Mein Kampf* sei. Daraufhin würde ich mit Sicherheit entsetztes digitales Schweigen ernten. In mir ist eine spielerische Lust, zu verstören, die ich jedoch nicht Tat werden lasse.

So unwahrscheinlich ist es ja nicht, denke ich, dass sich in hunderten Seiten beleidigter Lebensschilderung und Selbstvergötterung, diabolischer Verunglimpfung und Hetze ein paar unverfängliche, sogar erbauliche Zeilen finden. Dies zuzugeben, stößt sicher manche vor den Kopf. Diese Zeilen ändern nichts an den größten Verbrechen der Menschheitsgeschichte, doch die Verbrechen ändern umgekehrt auch nichts an den Zeilen – wenngleich man ihnen keine Bedeutung beimessen darf.

Knausgård verharmlost nicht. Er erzählt die Monsterwerdung eines beschädigten Mannes und vergleicht die Erzählhaltungen anderer, die diesen Weg schildern. Vor allem entlarvt er jene, die es sich so leicht machen, in Hitler ausschließlich das Monster zu sehen und in keiner Faser mehr den Menschen, der er doch einmal gewesen sein muss. Er war es, und er war gar nicht so anders als wir.

Nicht nur er selbst hat das Grauen Gestalt werden lassen, es waren die Menschen, die ihm seinen Platz in der Geschichte zugewiesen haben. Knausgård spricht die schlimme Wahrheit aus: Wir haben Hitler gemacht. Und wenn nicht ihn, dann wäre ein anderer gekommen mit anderem Namen und ähnlichen Taten. Auch seine Zeit hat ihn gemacht.

Wer ihn als artfremdes Scheusal verklärt, als Naturgewalt, die aus sich selbst und aus dem Nichts erschienen ist, entzieht sich der Verantwortung, ihn miterschaffen zu haben. Zu behaupten, man sei unverführbar, ist gefährlicher Selbstbetrug. Zu sagen, Hitler war ein Mensch, verharmlost ihn nicht, sondern macht ihn im Gegenteil noch schlimmer, und die von ihm losgetretenen Verbrechen noch undenkbarer. Es zwingt dazu, sich dem Unmenschen in einem selbst zu stellen. Knausgårds Abhandlung über Hitler ist schmerzhaft und eine heilsame Erschütterung im selbstgerechten Bescheidwissen über sich und die Welt.

Als Busbuch ist der schwere Brocken völlig ungeeignet. Ich lese mir einen Krampf in die Hand. Während der nächsten Tage in der ostdeutschen Kleinstadt beende ich die Lektüre.

(Ich träume, dass *Mein Kampf* verfilmt wird, jener von Hitler, nicht der von Knausgård. Ich soll die Rolle des Buches übernehmen. Wie denn?, frage ich mich, schließlich bin ich dafür zu klein ...)

Knausgård erklärt seinen Versuch, möglichst *ohne Stil* zu schreiben, woran ich mir ein Beispiel nehmen will. (Wahrscheinlich verfügte ich ohnehin niemals über einen eigenständigen, erkennbaren Stil; ich bin noch im Werden.) Ich setze alles daran, den Text zu befreien von jeder Gemachtheit. Wo er sich zu etwas aufschwingt, wo er sich verdichtet, soll er es ruhig tun, aber aus sich heraus und nicht von mir gelenkt. Stil ist auch etwas, hinter dem man sich verstecken kann – jetzt ist Nacktheit geboten.

Die Wortspiele verbanne ich in dramatische Texte, übermäßige Takthörigkeit leite ich in Gedichte und Songs. Mir dämmert, wie das Vaterbuch sein soll: möglichst plan und offen. Es soll ganz bei sich sein und ausblenden, was andere davon halten. Dabei gehe ich von einer Grundannahme aus, die mich leitet und erdet, einem klaren Grundbild: Ich erkenne mich als unwichtigsten Menschen der Welt, als kleinsten Wurm, als unbedeutendste Lebensform auf dem Planeten Erde. Dieses Bild macht ruhig. So gibt es keinen falschen Höhenflug, keine ungedeckte Gestelztheit. Ich bin niemand und es geht um nichts. So darf es endlich um alles gehen. Das ist die einzige Art, einen Vater gehabt zu haben.

Von Knausgård lernt man, sich selbst nie zu sympathisch zu machen. Wir alle haben unschöne Seiten, können fremdenfeindlich, niederträchtig, eifersüchtig sein, wir wünschen anderen Krankheit und Tod an den Hals, verfluchen unsere Konkurrenten, wählen den Weg des geringsten Widerstands, verschweigen oder lügen, wir schummeln uns durch ein Dickicht zwischenmenschlicher Neigungen und Gekränktheiten, wir verlieren uns in haltlosen Träumereien und spielen eine Rolle, der wir nur manchmal ähnlich sind, wir täuschen und tricksen und stellen uns verrenkte Körper in Erregung vor, auch welche, bei denen wir es ganz bestimmt nicht sollten. Wir sind nachtragend und kleingeistig und lusthörig und faul. Wir sind schwach. Es wissen, ist ehrlich. Es sagen, schenkt Freiheit.

Es bleibt ein makabrer Sport. Wie früh ist jemand in der Lage, das Verschwinden eines nahen Menschen künstlerisch zu verarbeiten? Wie bald nach einem Schicksalsschlag lässt sich damit produktiv umgehen? Ich schäme mich, mir bereits beim Streicheln meines kalten Vaters gedankliche Notizen zu machen. Es rattert die Verarbeitungsmaschine.

Beim Schreiben der Begräbnis-Ansprache sammelt sich Material an, das den vorgegebenen Rahmen sprengt. Unterwegs im Bus vom Volkstheater zur Baumgartner Höhe kommen mir Bilder und Szenen, entstehen Sätze und Fragmente, denen ich in rasanter Flitzschrift nachjage. Es festigt sich das Bedürfnis, ein Vaterbuch zu machen, jedoch nicht zu früh, nichts überstürzen, denke ich, aber auch nicht zu spät, die

Eindrücke sollen noch frisch sein. Manchmal ist es richtig, den Affekten zu vertrauen, den unwirschen Impulsen nachzugeben. Es entsteht das paradoxe Ideal einer wohldurchdachten Schilderung, blind aus der Hüfte geschossen. Ein solches Vorhaben ist zum Scheitern verurteilt, doch darüber nachzudenken, würde nur stören.

Nichts zerdenken, denke ich.

Und habe ich nicht schon zu seinen Lebzeiten insgeheim am Vaterbuch geschrieben, wenn auch nicht physisch, dann in steten Gedanken? Und hat dieses unsichtbare Schreiben am inneren Buch nicht auf eine Weise seinen Tod provoziert? Und habe ich nicht – sei ehrlich! – bei so manchem gemeinsamen Verdauungsspaziergang heimlich überlegt, wie sein Gang und seine Haltung zu beschreiben sind, was genau das für ein Gehen ist, das meinen Vater durch die Welt trägt?

Wir sind im Beisl gewesen und vertreten uns die Beine. Alle paar Meter bleibt er stehen, um innezuhalten und zu Atem zu kommen. Heiße Tage fordern ihn besonders. Seine Kurzatmigkeit hat sich während der letzten Jahre stetig verschlimmert. Wir gehen, bleiben stehen. Was mich stört, ist, dass es kommentarlos geschieht. Nie sagt er: Moment, ich muss bitte kurz stehenbleiben. Doch, ganz selten sagt er das. Meistens hält er einfach verschämt inne und liefert einen dünnen Vorwand für die Atempause. Er zeigt auf ein Gebäude und weist uns auf ein unerhebliches Detail der Fassadengestaltung hin, sodass wir ebenfalls stehenbleiben und unsere Aufmerksamkeit darauf lenken müssen. Oder er richtet sich auf zu einem vermeintlich bedeutungsvollen Satz, fasst einen von uns am Arm, während er ihn ausspricht, und verwandelt so das Innehalten in einen bewusst gesetzten dramatischen Effekt während des Gesprächs.

Anders als mein Bruder, der viel geduldiger und nachsichtiger ist, stelle ich mich oft dumm, tue so, als würde ich den wahren Grund der Pause nicht kennen, und gehe ungerührt weiter, setze die Unterhaltung seelenruhig fort bei gleichbleibender Lautstärke, sodass mein Vater mich womöglich nicht mehr recht verstehen kann. Ein paar Meter Distanz entstehen zwischen uns. Ich warte, bis er aufgeschlossen hat. Soll er doch wenigstens zu seiner Kurzatmigkeit stehen, denke ich, soll er doch zugeben, dass er keine Luft kriegt, weil er übergewichtig und unsportlich ist. Seine körperlichen Gebrechen schreibe ich weniger dem Alter als seinem Lebenswandel zu, der ungesunden Ernährung und dem Mangel an Bewegung. Insgeheim soll er dafür büßen. Oder es wenigstens vor aller Ohren eingestehen und sich zu seiner Ohnmacht bekennen. Mein Weitergehen ist grausam.

Einmal, bei Wien Mitte, habe ich ihm gehörig die Meinung gesagt, ihn regelrecht zusammengestaucht. Dass er seinen Körper nicht achtet, seine Gesundheit aufs Spiel setzt. Dass er die Angebote, gemeinsam etwas leichten Sport zu treiben, jedes Mal ausgeschlagen hat. Dass ich ihm in dieser Hinsicht nicht nachfolgen will. Wahr ist: Wir schämen uns für unsere Eltern. Die anderen sollen nicht denken, dass wir sind wie sie.

Ich war ein junger Mann, noch nicht erwachsen, doch der Meinung, es zu sein. Es war eine ungehörige Rollenumkehr: ich der Vater, der den nichtsnutzigen Sohn zur Rede stellt, weil er partout keine Einsicht zeigt, er wiederum das reumütige Kind mit betreten einsichtigem Nicken. Ich ermahnte ihn streng, mir zum Geburtstag kein Geld mehr zu schenken, war besessen vom Drang nach finanzieller Unabhängigkeit. Ein Akt der Befreiung.

Vielleicht braucht es zur Loslösung vom Vater früher oder später ein solches Vorwurfsgespräch, wie es bald nach der Geburt das Durchtrennen der Nabelschnur braucht, um als eigenständiger Mensch außerhalb des Mutterkörpers zu existieren.

Die ganze Landstraßer Hauptstraße entlang habe ich ihn heruntergeputzt. Ich ihn, nicht umgekehrt. Mein Vater hat mich niemals heruntergeputzt.

Vor mir liegen Bücher als lose Orientierungspunkte, mir den Weg abzustecken, auch um mich wissen zu lassen, was ich nicht will; was ich nicht kann und wer ich nicht bin. Wer Vorbilder hat, ist ein Nachbeter. Handke, Kafka, Hermann, Berkéwicz, Knausgård und wie sie alle heißen – Stichwortgeber und Stimmungsbeispiele. Fremde Verwandte.

Es gab eine Zeit, da habe ich alles gewusst. Dann, Buch für Buch, habe ich es wieder vergessen.

Sechs – Der verspielte Bereitsteller

Bilder sagen alles.

Meine Eltern abermals auf einer Bank, diesmal im vorgerückten Alter. Einer von uns Söhnen muss das Bild gemacht haben. Sie sitzen vor einer Holzhütte, die in einem Freilichtmuseum stehen könnte. Beide in herbstlichen Anoraks, die jedoch nicht streng geschlossen sind. Er hat den Arm um sie gelegt, ohne besitzergreifend zu sein, sondern Verbundenheit zeigend und Geborgenheit schenkend. Sie lehnt sich in den Arm, hält etwas in der Hand, das ein großformatiger Reiseführer sein könnte, aus dem eine Landkarte oder Broschüre als Lesezeichen heraussteht. Er grübelnd, sie behaglich geblendet von der Nachmittagssonne.

Zwei Hochzeitsbilder.

Auf einer Wiese, saftiggrün und kleebesprenkelt. Unbeholfen halten sie Händchen, als wären sie zwei Kinder, die man in eine Pose dirigiert, weil es *lieb* aussieht. Es ist ihnen nicht ganz geheuer, doch im Stillen erfreuen sie sich daran. Mein Vater trägt einen Anzug, der eine Spur zu groß ist – nur eine Spur! –, am Hemdkragen flügelt breit eine Masche, in Lilatönen gescheckt. (Es gibt Mode, die altert gar nicht gut.) Meine Mutter trägt ein dezentes Brautgewand – kein Kleid – mit schienbeinlangem Rock, die luftige Bluse geht ins Detail, die Ärmel fallen anmutig und enden in ausladenden Rüschen. Im Haar eine Blüte aus Stoff. Der Brautstrauß rosa und bedächtig und kompakt, eine weiße Schleife rast im Korkenzieherwirbel heraus. Die Wiese ist weich, man möchte barfuß gehen. Ich ziehe mir die Schuhe aus und sinke darin ein.

Das zweite Bild ist stark überbelichtet, was meinen Eltern einen kitschigen Schimmer verleiht. Es handelt sich um eine gestellte Nahaufnahme, wie sie routinierte Fotografen in aller Welt befehlen. Mein Vater fasst meine Mutter von hinten an den Schultern, sie wendet sich ihm zu und lächelt ihn selig an. *Jetzt selig lächeln*, sagt der Fotograf, stelle ich mir vor. *Jetzt den Kopf schräg*, sagt er, *ja, genauso so, und jetzt bitte halten*. Auf diesem Bild sind sie andere, als sie sind. Ich mag es nicht. Die Handstellung ist jeweils sehr bewusst, sodass die Eheringe deutlich zur Geltung kommen. Das Bild ist so unscharf, dass einem schwindlig wird, weshalb ich es nie länger ansehen kann. Sie sind darauf nicht echt. Tod den Hochzeitsfotografen!, denke ich.

Mein Lieblingsbild von ihnen. Bereits im *Zeitalter der Kinder* oder des *Kinderhabens*. Sie sitzen nebeneinander, wohl zu einem feierlichen Anlass, denn mein Vater trägt Anzug und gemusterte Krawatte, meine Mutter eine Bluse mit Sakko und fragiler Brosche, dünn wie ein Strich. Im linken unteren Eck ein Halbliterglas Bier, dem erst ein Schluck fehlt. Ein Fest. Welches Fest? Beide lächeln groß mit Zähnen – wie die Amerikaner. Doch bei ihnen ist es echt und unverstellt. Die Lachfreude ist *gemeint* und glücklich eingefangen. Was schön ist an dem Bild: wie gesund sie aussehen. Ihre Haut ist glatt und strahlt in warmem Ton. Sie sitzen am Feiertisch vor Gläsern mit Getränken und mein Vater sitzt im Leben, das er führt, das ihm gefällt. Meine Mutter hat blondierte Stirnfransen und einen lippenstifthellen Mund – schon damals war sie eine schöne Frau. Wo immer sie da gerade sind, denke ich, dort gehören sie hin.

Weitere Bilder. So viele, zu viele. Mit mir, mit meinem Bruder, mit uns beiden. Wir alle, wir vier. Mit anderen, Freunden und Bekannten und Verwandten und Nachbarn und Kollegen und Reisebegleitern. Mein Vater als Schüler und Student und arbeitender Erwachsener und als Pensionist. Er in Einklang mit der Welt.

Wie er sich an meinem ersten Schultag heiter über mich beugt, vor mir am Tisch die tigergestreifte Schultüte, mit nachdenklicher Zuversicht lächle ich dem geistesabwesenden Mädchen mir gegenüber, wir sind flankiert von zwei unbekannten Männern, einem Vater und einem Großvater, die jeweils eine fast baugleiche schwarze Kamera gezückt haben, im Hintergrund meine Mutter im Gespräch mit der Klassenlehrerin, die vom Kameravater verdeckt wird.

Wie er neben mir am besonnten Asphalt hockt, diesmal zum Schuleintritt meines Bruders, dessen Schultüte er trägt, die mit Verkehrszeichen bedruckt ist – immerhin sind die Süßigkeiten pädagogisch wertvoll verpackt –, ich als Kleinkind mit lichtblonden Engelslocken.

Wie er mich kurz nach meiner Geburt im Arm hält, mein schreiroter Kopf scheint zu schlafen, meine zarten Finger krampfen ins Nichts, er *blickt beruhigend auf mich ein.*

Wie er ein Baby – bin es ich, ist es mein Bruder? – belustigt vor sich hält, es thront auf seinem Schoß, bis auf ein schokoladeverschmiertes Lätzchen ist das Baby nackt, unsicher und satt blickt es zur Seite, seine Oberschenkel sind dick, dazwischen glubscht ein schrumpeliger Penis.

Wir beide kniend in der Schrebergartenwiese vorm entzündeten Lagerfeuer, das mit Ziegeln und großen Steinen umkränzt ist, er ganz Vaterstolz, den Arm um mich gelegt – seinen manngewordenen Sohn, der Feuer gemacht hat –, ich im Regenbogen-Shirt, die übergroße Streichholzschachtel als Tatwerkzeug noch in der Hand.

Wir am Gasthaustisch, ich ein pummeliger Jugendlicher – jeder durchlebt eine Lebensphase, in der er etwas mehr wird –, er recht müde in die Kamera blickend, mit halb geöffnetem Mund wie mitten im Satz, vielleicht ein Kärntner Heimatbesuch; der vor ihm stehenden Kaffeetasse nach zu urteilen ist das Familientreffen bereits bei der Nachspeise angelangt.

Wir beide winkend in einem Boot auf einem See, er mit Fischerhut – blitzgelb wie auf einem älteren Bild –, ich in kurzen Hosen mit muskulösen Kleinkindbeinen sicher an ihn gedrückt.

Zu Weihnachten vorm dicht und bunt geschmückten Baum mit eben entzündeten Kerzen, wir zwei in Festtagskleidung, ich bereits ein pickeliger Jugendlicher – dafür wieder normalschlank – im noblen schwarzen Pullover überm karierten Hemd, jeder einen funkensprühenden Sternspritzer von sich haltend.

Weihnachten ist schwierig. Da las er immer eine heitere Geschichte aus einem mitgebrachten Sammelband vor und sang bei den Liedern nicht mit und amüsierte sich prächtig über unseren Singversuch. Weihnachten bedeutete nie Streit, auch später nicht, sondern das Wiederauflebenlassen eines infrage gestellten Familiengefühls.

Er als Ballonfahrer mit wieder gelbem Sturzhelm und Arbeitshandschuhen im Viermann-Korb. Er neben drei Kindern beim wangenblähenden Aufblasen eines Luftballons. Er neben meiner Tante in jenem grünen italienischen Pullover, den ich heute noch trage, wenngleich er etwas ausgeleiert ist. Er mit derselben Tante, meiner Vorarlberger Taufpatin, beim inbrünstigen Produzieren von Tönen durch Anblasen gefalteten Papiers. Er neben seiner Schwester und meinem sonnenbebrillten Bruder, dem er hinterm Kopf mit weggestrecktem Zeige- und Mittelfinger sogenannte Hasenohren macht. (Auf gemeinsamen Familienbildern wird deutlich, dass ich mir diese Kindsköpfigkeit von ihm abgeschaut habe, so viel wird da herumgehampelt und geulkt.)

Er seriös gekleidet am Tisch mit unbekannten Männern, vor sich gewichtige Unterlagen samt Taschenrechner wie zu einem Geschäftstermin. Wir vier mit Kleingartennachbarn und weiterer Familie als Reisegruppe in China, dem jungen Führer lauschend, der eine grüne Fahne schwenkt. Mein Vater ins Gespräch vertieft mit dem hemdsärmeligen Vater der Gartennachbarsfamilie. Er – man glaubt es kaum – als junger Mann im Wagen einer Hochschaubahn im Prater, vor sich die etwa siebzigjährige Tante meiner Mutter, die freudig erschrocken dem Höllengefährt entsteigt.

Er mit seinem Vater, den ich nie gekannt habe. Beim vertrauten Tischgespräch vor einem Glas Rotwein, dann zwei Mal zu Fuß: einmal vor üppigen Kirschblüten in einem gepflegten Park, einmal im Gehen am Grasrand, beide Male stützt er den behäbigen Alten, der eine Krücke braucht. Mein Vater gibt etwas zurück.

Er neben einem anderen Gartennachbarn, der herzlich lacht wie neben einem Freund. Beim Rasten während eines gemeinsamen Ausflugs, auf einer Bank neben der gleichermaßen lachfreudigen Frau ebendieses Nachbarn, den Kopf versonnen an ihre Jackenschulter geschmiegt, einen armseligen Wiesenblumenstrauß in der Hand, zur Anbetung spaßeshalber. (Auch sie ist schon tot. Wie alt ist sie geworden?)

Zum Geburtstag der abenteuerlustigen Tante meiner Mutter, vor der Kerze am Gabentisch, er zahnig grinsend, sie mit verdutztem Lächelblick, der nicht weiß, wie ihr geschieht. Beim Käsefondue mit Studentenheimfreunden, der Rotwein in den Wassergläsern farblos-dünn wie Himbeersaft. Beim Hantieren an der Hausbar meiner Kindheitswohnung, neben sich jene herzenswarme Nachbarin, die mit Nachnamen *Bär* hieß, aber immer gertenschlank und sanft war, mit der ich mir ein Spiel angewöhnte, das darin bestand, bei jedem Besuch ihre Schuhe zu verstecken und von ihr unter tschechischen Reimsprüchen gekitzelt zu werden, bis ich kapitulierte und das Diebesgut wieder herausgab. Eine amüsierte Runde in der Wohnung um den Esstisch mit zwei Nachbarspaaren, inklusive meiner Mutter und meinem Bruder, aber ohne mich, also habe ich das Bild gemacht.

Er mit mir und seiner Schwester auf einer Parkbank beim Essen sauber zurechtgemachter Weißbrotsandwiches, was distinguiert und weltgewandt und *very british* wirkt. Er als langhaariger Jüngling im samtblauen Flatteranzug, bei sich eine Gleichaltrige, zu nah und vertraut, als dass es nicht von Bedeutung sein müsste – undenkbar für Kinder, dass es außer der eigenen Mutter noch andere Frauen im Leben des Vaters gab, und umgekehrt. Er in genau diesem Outfit stehend in einer Runde zu einem Anlass, mit erhobenem Zeigefinger etwas Humoriges vortragend, die weibliche Begleitung verschmitzt daneben. Gestellt in schmutzigen Parkplatzschnee, eingehakt bei meinem Zigarre rauchenden Schnurrbart-Onkel, beide im gleichen graubraunen Pullover; mit den dunklen Hosen und Schuhen ergibt das einen Partnerlook, den mein Vater durch seinen drollig hervorgerundeten Bauch noch betont.

Die Bilder erzählen von einer *behüteten und unbeschwerten Kindheit*. Woher dann später die schöpferische Schwermut, frage ich mich, das abgesonderte Lesen und Schreiben – als Lesen des Buches, das man ist –, die zeitweise Vereinzelung und die gesuchte Einsamkeit als Selbstglück? Nicht aus dieser Zeit.

Von uns wird es später einmal nicht eine solche Bilderfülle geben. Die digitale Demenz wird alles dahinraffen, was wir heute so gierig sammeln und teilen. Wir verströmen uns im Nichts der Cloud. Kaum sind die Dateiformate überholt, werden sie unwiederbringlich verloren sein, diese stillen Beweise unserer Existenz. Wir legen keine analogen Alben an. Meine Kinder werden mich als jungen Erwachsenen nicht kennen.

Ein dünner Stapel Familie.

Zwei Schiffbilder als Fortsetzungsgeschichte.

Einmal wir vier zerstreut, meine Mutter im hellgrauen Mantel mit windzerzaustem Haar, ich vor Laufschwung ganz verschwommen, wie ich seitlich auf den Vater zueile, der sich die Kamera vor die Nase hält, in der Armbeuge den anschmiegsamen Bruder. Ein unbekannter Reisebegleiter hat das Bild gemacht. Nichts schöner als sich dabei ablichten lassen, wie man jemanden ablichtet – das gibt ein wohliges Unendlichkeitsgefühl.

Auf Bild zwei sind ein paar Sekunden vergangen. Wir sind näher zusammengerückt. Meine Mutter, die vorher noch abseits stand, der Reling und dem nervösen Meer zugewandt, steht nun mit dem Gesicht zu uns. Mein Vater zielt mit der Linse auf sie. Mein Bruder ist enger in den angewinkelten Jackenarm geschmiegt. Ich wiederum habe mich vor meinen Bruder gestellt, der beiläufig seinen Arm über mich schlaffen lässt, die Hand verschwindet im überlangen Ärmel. Wir sind ein Männerdreigespann mit nahgewehter Bei-Frau.

Mein erster Schultag, wir als Vorzeigefamilie, ich mehr belustigt vom Ereignis als würdig erfreut. (Wo bleibt der Respekt vor neuen Lebensabschnitten?) Ein Reisebild aus China vor einem Einkaufszentrum mit bauchigen Schriftzeichen, ich ziehe eine heftige Grimasse, als wäre mir die Gesichtshaut geschmolzen oder – die politisch nicht korrekte Deutung – als hätte ich eine schwere Behinderung, von der mir das Gesicht vom

Kopf rutscht. Wir fröhlich angekommen im Winterurlaub vorm geöffneten Kofferraum, ich bereits mit aufgesetzter Skibrille und probegetragenen Handschuhen. Wir im Fasching, freigeblasene Papierkringel hängen ins Bild, mein Vater trägt wie ich eine weiße, mit blauen Sternen gemusterte Tüte auf dem Kopf, meine Mutter eine rote Clownsnase, mein Bruder nichts, sondern versteckt sich unwillig hinterm eigenen Arm, Feiertage waren bei ihm stets Anlass für Trotz.

Das allerletzte Bild, mein Lieblingsbild von ihm und mir.

Zu Weihnachten, ich als kleines Kind in schwergrüner Samtbluse mit Rüschenkragen, der mir damals schrecklich mädchenhaft erschien. Ich stehe – konzentriert den Kopf geneigt – in der Couchecke des Wohnzimmers leicht unscharf im Hintergrund, die hüfthohe Tischfläche ganz verspielt vor lauter Lego-Steinen. Auch der artgleiche Nebentisch ist dicht belegt. Im Vordergrund mein Vater, den Blick direkt in die Kamera gerichtet. Er steht vornübergebeugt, die Krawatte hängt gerade hinunter. In der Rechten eine Schere ist er im Begriff, einen durchsichtigen Plastiksack mit neuem Lego aufzuschneiden. Obwohl er weihnachtsmüde wirkt, geht das Spiel vor. Gute Eltern wissen, wann Kinder etwas dürfen. Bilder sagen alles.

Mein Vater als verspielter Bereitsteller.

Sieben – Ein starker Ast

Wir räumen zu zweit ohne Bruder die Garage. Ihre Rückwand ist dicht vollgestellt, auch die Seitenwände sind nicht frei, das Auto findet darin gerade noch Platz. Wir stellen es im Hof ab und verschaffen uns einen Überblick. Da sind Kisten und Schachteln und alles. Da ist eine staubige Palette abgelaufenes Bier. Wir finden zwei Dutzend Flaschen alten Wein. Roter kann reifen – *wenn es ein guter ist*, habe ich mir sagen lassen, bei entsprechender Lagerung. Der Weißwein, den wir finden, scheint gekippt zu sein, hat eine ungesunde, bräunliche Farbe angenommen. Mit dem Taschenmesser öffne ich eine Flasche, was einiges Geschick erfordert, da der Korken sehr porös ist und im Gewinde des Korkenziehers zerfällt.

Meine Mutter und ich nehmen jeweils einen winzigen Nippschluck, um zu testen, ob er uns noch genießbar erscheint. Angewidert verziehen wir den Mund. Manche dieser Weine sind zehn, zwölf, achtzehn, zwanzig Jahre alt. Weshalb hat sie nie jemand getrunken? Es waren Geschenke, mein Vater kaufte selten Wein. Er war kein großer Trinker, schon gar nicht alleine für sich, höchstens in geselliger Runde beim Heurigen, wo er an einer Karaffe Weißwein mitgetrunken hat, dazu viel Sprudelwasser. Wenn es heiß war, dann auch einmal zum Essen ein Bier, doch dann eher ein kleines. Es ist bitter und löscht gut den Durst, sagte er.

All diese Weine hätte er doch weiterschenken können, denke ich, bei diversen Spirituosen, die ihm in der Weihnachtszeit überreicht wurden, tat er das schließlich auch. In der Wohnung finden sich Geschenk- und Genusskörbe; unausgepackt, unberührt. Schade um die gute Schokolade, den Honig, den Tee. Schade um den abgelaufenen Wein.

Meine Mutter besteht darauf, ihn ins Kanalgitter zu leeren, bevor ich die Flaschen zum Altglas bringe. Sie hat ja recht. Sich diese Mühe zu ersparen, das gäbe eine Sauerei am Container. Auch mit dem Bier mache ich es so, öffne alle Flaschen, heble die Kronkorken ab und gluckse die Flüssigkeit in den schäumenden Abfluss. Die Weinkorken zerbrösle ich ungehobelt, ohne Rücksicht darauf, ob Teile davon in die Flüssigkeit fallen. Es ist eine unwürdige Tätigkeit. In der Hocke greife ich mir eine Flasche nach der anderen, öffne sie, schütte den Inhalt weg.

Der ungetrunkene Wein ist ein Leben, das jemand nicht geführt hat. Es ist schade darum. Meine Mutter sortiert derweil die Fundsachen in unterschiedliche Müllbeutel, die wir später mit dem Auto zur Deponie bringen werden. Sie staubt mit einem Putztuch etwas ab, ich hocke vorm Bodenloch und füttere es mit alkoholischen Getränken.

Wir schauen uns an und lachen. So absurd, so undenkbar ist dieser Moment: die übervolle Garage eines Mannes auszumisten, seinen Wein und sein Bier wegzuschütten, seine Spuren zu beseitigen. Und so herzhaft lachen wir inmitten dieser mühseligen Arbeit, unsere Handflächen ganz schwarz vom Dreck der Zeit, meine Finger klebrig vom sauren Flüssigkeitsgemisch. Wir lachen vor Erschöpfung.

Mein Vater hat es nie geschafft, sein Leben aufzuräumen; diese Aufgabe übernehmen jetzt wir. Es hilft nichts, wer macht es denn sonst? Wir fangen uns wieder und kehren in den Arbeitstrott zurück. Alle paar Minuten müssen wir hinaus in den Hof, der aufgewirbelte Staub setzt uns zu, in den Hälsen hat sich ein Hustenreiz eingenistet. Als alle Flaschen leer sind, schlichte ich sie in robuste Säcke und trage sie etappenweise zum Altglascontainer. Mit kindlichem Eifer stoße ich sie hinein. Das Klirren ist ungemein befriedigend.

Er war einer der spritzigsten Alleinunterhalter, die niemand je kannte.

Überall in der Wohnung liegen Kupfermünzen verstreut, sind vorgedrungen bis in die letzte Ritze der Couch. Ich sammle sie gewissenhaft ein, gebe sie in eine Schale aus Glas, und als diese voll ist, in ein anderes Behältnis. Es finden sich auch größere Münzen, ein paar davon stecke ich ein. Das ist Diebstahl, denke ich, das hat der tote Vater nicht verdient, dass man während des Ausmistens in einem unbeobachteten Moment Geld in der Hosentasche verschwinden lässt. Vielleicht bin ich insgeheim der Meinung, dass es mir zusteht als Lohn für meine Räumarbeit.

In der Garderobe hängen seine Sakkos. Eines davon ist schon sehr alt, ich untersuche es. Beide Außentaschen sind aufgerissen und behelfsmäßig repariert, auf sehr einfallsreiche Weise: Es ist jeweils ein schmaler Streifen Karton eingelegt und mit Heftklammern fixiert, was die beiden Taschen um gut ein Drittel verkürzt. Ich stelle mir meinen Vater vor, wie er konzentriert über die Bastelei gebeugt die Klammermaschine ansetzt und den ausgefransten Stoff geraderückt. Es war wohl ein Lieblingssakko. Aus welchem Grund brachte er es nicht in die Schneiderei? Das Behelfsmäßige überhaupt in seinem Leben.

Wir finden einige Wellness-Gutscheine, jeweils für einen mehrtägigen Aufenthalt in einer Therme. Alle sind sie verfallen, teils um mehr als ein Jahrzehnt. Jedoch wissen wir von meinem allumfassend interessierten und informierten Vater: Gutscheine sind streng genommen selbst bei Angabe eines Verfallsdatums laut Gesetz dreißig Jahre lang gültig, wie der Oberste Gerichtshof in einem Urteil festgestellt hat; eine Verkürzung der Frist ist nur in Ausnahmefällen zulässig.

Wir finden Supermarktgutscheine, teilweise noch in Schilling, rund zwanzig Jahre alt. Ich habe nicht vor, an der Kassa eine Diskussion anzufangen. Ach, all diese Gutscheine: vergessen, verlegt, vertagt. Ein Leben der verabsäumten Thermenbesuche und abgelaufenen Weine – der verpassten Gelegenheiten?

Jene Gutscheine, bei denen wir annehmen, dass sie noch einlösbar sind, teilen wir untereinander auf. Einen für die Therme Oberlaa nehme ich mir vor, rufe dort an, um mich zu erkundigen, was damit anzufangen ist. (Jetzt im Nachhinein wundere ich mich, nichts Besseres zu tun gehabt zu haben; es muss *der Vollständigkeit halber* gewesen sein, ein innerer Abschluss des Räumens. Es war somit eine – vorläufig – endgültige Ordnung hergestellt.) Ich erkläre mein Anliegen, flechte in einem Nebensatz ein, dass der betreffende Gutschein von meinem verstorbenen Vater stammt, womit ich insgeheim das Herz der resoluten Telefondame zu erwärmen suche. Diese recherchiert mit Hilfe einer Kollegin nach der Kennzahl und stellt bedauernd fest, dass leider keine Gültigkeit mehr bestehe, da es sich um ein *Sonderkontingent* gehandelt habe, das von einer Firma (ob Bank oder Versicherung, ist mir entfallen) als Weihnachtsaktion an Personen verschenkt wurde, mit denen man in geschäftlicher Beziehung stand. Auf diese Weise lässt sich das Gesetz also umgehen, denke ich.

Als Nächstes telefoniere ich dem Gutschein für einen Kur-Aufenthalt hinterher. Abermals lasse ich einfließen, dass es sich um die Hinterlassenschaft meines toten Vaters handle, wovon ich mir ein unbürokratisches Entgegenkommen erhoffe. Der Rezeptionist des Kurhotels fragt, wie lange der Schein bereits abgelaufen sei. Knapp ein Jahrzehnt. Der angegebene Standort existiere nicht mehr, das Hotel sei in einen Nebenort umgezogen. Trotzdem könne er nicht ausschließen, dass da *noch etwas gehe*. Er macht sich schlau, ich bleibe in der Leitung.

Der Begriff der *Kulanz* hat mich schon immer fasziniert; darauf zu pochen erscheint mir ungehörig, obwohl es manche tun. Ein freiwilliges Entgegenkommen lässt sich der Definition nach nicht erzwingen. Auf die kulante Lösung hat man kein Recht, in Anspruch nehmen möchte man sie aber unbedingt.

Wer bin ich? Die Warteschleife macht Musik. Ich bin ein erwachsener Mann, der versucht, den seit zehn Jahren abgelaufenen Wellness-Gutschein seines toten Vaters einzulösen. Bin das ich? Die Musik plätschert dahin. Ich lege auf.

Wir finden Restaurantgutscheine, einer davon für ein geschichtsträchtiges Haus, weltberühmt für seine traditionelle Rindfleischküche. Der Gutschein ist sehr unspezifisch, da steht: *für zwei Essen*. Handschriftlich hinzugefügt: *und ein Kind*. Am Telefon wird mir versichert, dass man ihn noch einlösen könne, die Details werde man vor Ort klären. Wir beschließen, zum Geburtstag meiner Mutter hinzugehen. So fein essen wir sonst nie.

Es ist ein schwüler Sommertag. Im Gastgarten sind Tische frei. Wir gehören hier nicht hin mit unseren knittrigen Hemden und unserem verschämt herumgezeigten Gutschein. Ich sitze neben meinem Bruder, der sich standhaft weigert, bestimmte gesellschaftliche Normen zu akzeptieren, auch einzelne Verhaltensweisen bei Tisch. (Zu Hause deckt er absichtlich falsch, legt die Gabel auf die rechte, das Messer – noch dazu mit der Schneide nach außen – auf die linke Seite. Danach gefragt, beharrt er darauf, sich schlicht und einfach nicht merken zu können, wie es richtig gehöre. Unmöglich, denke ich, rein statistisch gesehen müsste er hin und wieder durch Zufall richtig liegen; ich lese darin längst das provokante Herausstellen einer kindischen Unangepasstheit.)

Wir wählen drei Speisen. Das Aushandeln der Gültigkeit des vagen Gutscheins ist ein unwürdiges Feilschen am Basar. Es geht irgendwie aus. Meine Mutter erzählt, wie wir überhaupt an ihn gekommen sind, erzählt es wie eine glaubwürdige Geschichte, die unsere Unverschämtheit, ihn zu besitzen und auch nutzen zu wollen, irgendwie entkräften soll. Ich gerate ins Schwitzen. Das hatte ich schon als Kind, diese Schweißausbrüche vor Scham, sozusagen *Schamausbrüche*, verbunden mit roten Pusteln an den Armen, oft wegen Nichtigkeiten wie einem schlechten Prüfungsergebnis oder einer Verlegenheit unter Gleichaltrigen. Ich bin von mir selbst peinlich berührt.

Das Essen ist reichlich und gut. Mein toter Vater sitzt dabei. Den anderen Gästen sieht man an, dass sie öfter hier sind – weil sie den Tafelspitz so routiniert verzehren. Er ist kein seltenes Vergnügen, das ihnen nur zu besonderen Anlässen vergönnt ist, entlockt ihnen keine Bekräftigung des Genusses. Sie sprechen über andere Dinge, Geschäftliches und Reisen, nicht über das ihnen vorgesetzte Gericht. Für sie ist Tafelspitz Alltag. Meine Mutter gibt großzügig Trinkgeld; wahrscheinlich, denke ich, um sich nichts *nachsagen* zu lassen.

Wir verabschieden uns, ich muss noch auf die Toilette. Als ich fertig bin und durch die Tür gehe, versagt meine Orientierung. Ich bilde mir ein, dass ich vorhin eine Treppe hinunter nehmen musste, weshalb ich sie jetzt wieder hinaufzugehen habe. Oben angekommen stehe ich ratlos in einem Gang mit mehreren Türen, von denen keine mit einem *Gastraum*-Schild versehen ist. Ich gehe den Gang entlang, wäge ab, welche ich probeweise öffnen soll. Ich kann mich beim besten Willen nicht mehr erinnern, wie mein Weg auf die Toilette ausgesehen hat. Eine Frau greift mich auf, fragt, was ich hier mache. In dieser Etage ist wohl das Büro. Ich lächle verlegen und erkläre, dass ich mir das zwar auch nicht erklären könne, aber einfach den Ausgang nicht mehr fände. Die Frau mustert mich mit detektivischer Strenge. Die Stiegen hinunter, sagt sie und schickt tadelnd den Zeigefinger voraus.

Wie im Film, denke ich, wenn sich ein diebischer Spion unter die Gäste in der Villa des Bösewichts mischt und sich in den ersten Stock absetzt, wo er von einem finsteren Lakaien aufgegriffen wird und schlitzohrig bekundet, er müsse mal *für große Jungs* und suche *das stille Örtchen*. In Wahrheit ist sein Ziel, den Safe zu knacken und den Mikrofilm zu stehlen. (Meistens ist darauf die Liste mit Decknamen aller Agenten im Kalten Krieg, deren Enttarnung um jeden Preis verhindert werden muss. Die Westmächte bauen auf das Gelingen der Operation.) Manchmal erscheint der Hausherr persönlich, dem man die Toilettenlüge auftischt. *Ich weiß, dass du weißt, dass ich weiß.* Unerreichte Spannung: das stumme Einverständnis zwischen Bösewicht und Held, dass es noch zu früh ist, bereits jetzt in offene Konfrontation zu gehen, gar durch einen knappen Schießbefehl den Plot hart abzukürzen. Die Masken fallen später dann, im dritten Akt, beim Showdown.

Die Frau im Restaurant fragt sich bestimmt: Was hat der Kerl gestohlen?

Mich trifft der Schlag: Vor einer halben Stunde habe ich Kaffee aufgesetzt und ganz darauf vergessen. Ich muss so *drin* gewesen sein, dass ich es nicht brodeln und zischen und fauchen gehört habe. Dabei riecht es gar nicht verbrannt. Ich stürze in die Küche. Dann die Erleichterung: Ich habe vergessen, den Herd einzuschalten. Werde ich alt?

Es ist Sonntagfrüh. Jemand ruft um Hilfe. Ich merke auf, nehme zunächst an, es komme von draußen, irgendein Betrunkener, von der langen Nacht ausgespuckt, der sich in meiner Straße wichtig macht. Noch ein Hilferuf, drängender, näher. Es kommt aus dem Haus. Ich stecke Handy und Schlüssel ein und verlasse die Wohnung, die Tür lasse ich angelehnt.

Einen Stock tiefer hockt ein Nachbar zusammengekrümmt im Vorzimmer. Ich kenne ihn vom Sehen und Grüßen, manchmal nicken wir uns zu mit Einkaufstaschen in den Händen. Er hat stets einen eher verwahrlosten Eindruck gemacht; begegnete man ihm im Stiegenhaus, wie er gerade in die Wohnung huschte, müffelte es warm. Ein *armer Tropf.* Alleinstehend, wohl ohne Beschäftigung; jedenfalls lässt sich kein geregelter Tagesablauf nachvollziehen. (Wie bei mir, denke ich, Briefträger und Paketzusteller hinterlassen dankbar ihre für andere bestimmten Lieferungen, schließlich bin ich *immer zu Hause.* Was sie wohl von mir denken?)

Der Mann windet sich in unerklärlichen Schmerzen. Ihm sei kalt, sagt er, wie zum Beweis hat er sich ein Handtuch um den Hals geschlungen. Er presst sich ein unförmiges Kissen an den Bauch, der übergroße Bezug schlackert rundum. Sein Pyjama trägt er wohl schon einige Tage, trotz leichten Ekels lege ich ihm die Hand auf den Arm. (Auf jemanden beruhigend einzureden ist die eine Sache, seine Gegenwart den anderen spüren zu lassen, eine ganz andere.)

Es gehe ihm schlecht, er brauche einen Arzt. Der Schmerz lässt sich nicht lokalisieren. Überall tue es ihm weh. Er sei müde und erschöpft. Ich glaube es, denn sein Kopf sackt manchmal ab. Ich verständige die

Rettung, spreche ganz unaufgeregt in sachlichem Ton. Sein direkter Nachbar öffnet die Tür und bietet seine Hilfe an. Ich rede gleichzeitig mit ihm und der ernstwachen Telefonstimme. Sie werden gleich da sein. Der Nachbar bittet mich, zu klingeln, falls etwas sei, und schließt vorsichtig die Tür.

Der Mann entschlüpft meiner Hand und kauert sich auf den Vorzimmerboden. Ich möchte verhindern, dass er mir wegschläft, und überrede ihn, sich wieder aufzusetzen. Ich halte ihn mit Fragen wach, stelle mich vor. Er verrät mir seinen Namen. Jetzt, nach Jahren, weiß ich auf einmal, wie er heißt.

Er ist verwirrt und driftet immer wieder ab in Unsinnssätze. Keine Alkoholfahne, denke ich. Mehrmals der verzweifelte Wunsch, endlich *nach Hause* zu gehen, er nennt seine Adresse. Aber Sie sind doch zu Hause, antworte ich geduldig. Er kann es nicht glauben. Wahrscheinlich, denke ich, hält er mich für verrückt. Er fühle sich *krachig*, sagt er, was immer das heißt. Es klingt nach Schnapskater und Schädelbrummen, doch man riecht ihm nichts an, auch aus dem Inneren der Wohnung strömt kein entsprechender Geruch, und keine leeren Flaschen stehen aufgereiht zur schändlichen Parade. Ich streichle seinen Arm. Wenn er schon nicht sicher sein kann, dass er da ist, soll er wenigstens merken, dass ich da bin. Solange uns kein anderer Mensch berührt, können wir nicht wissen, ob es uns gibt.

Ich warte mit ihm auf die Rettung und denke an den verwirrten Afghanen, mit dem ich vor einiger Zeit auf die Polizei gewartet habe; wie dreist er Zigaretten und Gras geschnorrt hat, macht mich lächeln. Ist das meine Rolle? Es müsste einen Namen geben mit der Bedeutung: derjenige, der bei in Not Geratenen auf Rettung wartet. So hieße ich gern: *der Mitwartende.*

Der Mann stöhnt auf. Es kommt aus der Tiefe seines Wesens. Ich weiß, was ihm fehlt: Er ist allein. Er hat niemanden. Und er hat nichts. Und er lebt in seiner Wohnung, die zuerst nur unaufgeräumt war, und mit der Zeit – weil es egal ist, wenn einen keiner besucht – eine überheizte Höhle. Er ist aus dem Leben gekippt. Ein ungreifbarer Schmerz hat ihn gepackt, eine Angst fest umschlossen. Es hätte gestern passieren können oder morgen, aber es ist heute passiert. Kein kosmisches Gesetz wird eingehalten, purer Zufall. Er kann nicht mehr und mag nicht mehr. Wer soll es ihm verdenken? Lang genug hat er weitergemacht, sich weitergezwungen in die schweigende Leere, ins tote Nichts. Irgendwo kommt der Punkt, wo es nicht mehr geht.

Er krümmt sich in der Türschwelle seiner Wohnung und möchte nach Hause; damit spricht er eine Wahrheit aus gegen alle, die meinen, ihren Platz zu kennen, und sich doch nur überlisten. Sein flehender Blick erschüttert. Ich streichle seinen Arm und sehe den Menschen, wie er ist: ein einsam verendendes Tier, dem nichts anderes mehr bleibt, als in die Welt zu brüllen, dass es existiert. Irgendwann kommt der Moment, ab dem ein Mann nur noch um Hilfe rufen kann und hoffen, dass jemand es hört. Hilfe wird nicht kommen, höchstens ein anderer Mensch, für den noch nicht alles zu spät ist. Der kann nichts mehr tun als Zeuge sein.

Vielleicht findet er wieder Halt, denke ich, obwohl ich sehe, wie etwas endet. Er wolle zur Köchin, sagt er. Ich frage ihn, ob er heute schon etwas gegessen habe. Seine Antwort bleibt unverständlich. Jeder Versuch eines Gesprächs versandet in heiserem Gebrabbel. Die Türklingel schrillt. Ich trete in die Wohnung, nehme den Hörer von der Sprechanlage, drücke lang den Knopf. Die übrigen Räume sind vollgestellt und vermüllt und staubverkrustet. So sehen die Wohnungen aus, in denen man uns findet, denke ich.

Drei Uniformierte lauschen meiner Beschreibung der Begebenheit, einer so jung, so flaumbärtig und verpickelt jugendlich, dass ich von einem Zivildiener ausgehe. (Mein eigener Zivildienst in einem Krisenzentrum der Jugendwohlfahrt ist eine Geschichte für sich, eine über Verwahrlosung und Vernachlässigung und Missbrauch von Kindern und den lohnenden Versuch, die sich anbahnende Katastrophe abzufangen, abgezweigte Lebenswege in eine neue Richtung zu lenken. Ob es einmal ein Zivildienstbuch gibt?)

Ratlos stehen wir im Halbkreis um den am Boden eingeigelten Mann. Auf seinen Zustand angesprochen, wiederholt er, er fühle sich *krachig*. Auch die anderen kennen den Ausdruck nicht. Wir helfen ihm hoch und richten ihn auf. Gestützt von zwei Rettern taumelt er ins Innere seiner Wohnung. Ab jetzt kümmern sie sich. Ich habe nur *mitgewartet*.

Die Stadt taut in der Sonne auf. Meine Mutter lädt mich zum Frühstück ein, danach sehen wir einen Film. Ich bin ganz trunken von der eigenen Anständigkeit. (Oder sollte es heißen: *Anstand*?)

Wie geht die Geschichte des Nachbarn weiter? Vielleicht sehe ich ihn bald wieder eine Einkaufstasche tragen und am Postkasten mit dem Schlüsselbund hantieren. Vielleicht müffelt er *krachig* an mir vorbei. Vielleicht ist er manchmal zu Hause. Ich weiß jetzt, wie er heißt.

Früher glaubte ich, die Psyche sei robust, ein starker Ast, der uns sicher im Leben verankert. Heute weiß ich, sie ist nur ein dünner Zweig, der schneller knickt, als man denkt.

Da geht eine erloschene Jungmutter, sie trägt schwer an zu viel Kind. In einem Frauenmonolog habe ich den Zweizeiler geschrieben: *Frauen wollen nicht Kopftuch tragen / Männer wollen, dass Frauen Kopftuch tragen wollen.* Darauf bin ich stolz; so oft er mir einfällt, erfreue ich mich daran. Wer sich davon provoziert fühlt, liegt falsch.

Mein Vater war ein durch und durch analoger Mensch, der zwar ein Smartphone besaß, das ihm von seinem Arbeitgeber gestellt wurde, sein Nutzungsverhalten jedoch passte sich den technischen Möglichkeiten kaum an. Gerade dass er in den letzten Jahren sporadisch Kurznachrichten verschickte – und stolz auf sich war, und ich auf ihn. Mit der Kamerafunktion konnte er sich nie ganz anfreunden und erwischte höchstens einen verschwommenen Daumen. Elektronische Routenplaner nutzte er schon gar nicht.

In seinem Kellerabteil finden wir den Turmventilator. Ich besitze das gleiche Modell und habe es ihm damals empfohlen. Ich sehe ihn noch bei mir sitzen auf der Couch in diesem allzu heißen Sommer, der alle Menschen bloß noch träge über den Gehsteig dümpeln ließ. Meinem Vater machte die Hitze sehr zu schaffen. Ich habe ihm geraten, sich doch auch so ein Gerät zuzulegen, was ich gern für ihn erledigen wollte, habe darauf regelrecht insistiert.

In meiner Familie hat es nie einen Ventilator gegeben; ich empfinde sie noch heute als dekadent. Doch in diesem Sommer war es mir zu blöd, ich ging ins Einkaufszentrum und kaufte eines der günstigsten Geräte, die es gab.

Wir sitzen auf der Couch und ich führe es ihm vor, zeige ihm den Knopf zum Umschalten zwischen Ruhebetrieb und Schwenkbewegung und jenen zur Regulierung der Luftstärke. Er ist sichtlich amüsiert. Das würde ihm doch einige Erleichterung verschaffen, sage ich, er könne sogar mein Gerät gleich mitnehmen, ich würde mir einfach ein neues besorgen.

Mein Vater lässt sich breitschlagen. Er wirkt überzeugt vom Nutzen einer solchen Anschaffung. Es ist kein besonders stabiles oder wertiges Modell, doch es würde seinen Zweck durchaus erfüllen. (Dieses praktische Denken lebte er mir vor: Gegenstände waren kein Fetisch. Autos kaufte er gebraucht, sie wurden gewissenhaft in Schuss gehalten und regelmäßig gereinigt, um die Lebenszeit zu verlängern. Ein Auto tut, was es soll, ohne Murren, das reicht. Im Auto hatte alles seine Ordnung, jedes Ding seinen Platz. Dabei war er nicht *fahrzeugneurotisch*, hat nie etwas gesagt, wenn man mit dreckigen Schuhen eingestiegen ist. Um den Schalthebel die Griffschlaufen eines Müllsacks. Im Innenfach jeder Seitentür eine frische Packung Taschentücher. Und Straßenkarten, viele Straßenkarten.)

Ich packe ihm den Ventilator ein. Noch einmal erkläre ich die beiden Schalter. Einfach anstecken, sage ich, und dass er mir berichten soll, ob alles funktioniert. Er verspricht es.

Der Turmventilator ist unausgepackt. Er steckt noch genauso in der Schachtel, wie ich ihn meinem Vater mitgegeben habe, kopfüber, das eingerollte Kabel lugt hervor. Ich frage mich: Hat er ihn nur mir zuliebe genommen, um mir eine Freude zu machen – oder damit ich endlich Ruhe gebe, endlich aufhöre, ihm damit in den Ohren zu liegen?

Meiner Erinnerung nach war der darauffolgende Sommer noch heißer, die Hitze noch brütender, die Menschen noch träger und dümpelnder. Mit Sicherheit habe ich meinen Vater gefragt, ob das Gerät funktioniert und ob er zufrieden ist. Wahrscheinlich hat er lächelnd genickt. Eine Lüge, die ich ihm nicht vorwerfe. Wer nimmt den Ventilator jetzt? Ich bin von meinem Vater überfragt. Er hätte ihn gehabt. Er hat ihn nie benutzt.

Am Stephansplatz schnappe ich im Vorbeigehen das Wort *eintöten* auf. Ich muss mich verhört haben, doch freunde mich an mit diesem bedrohlichen Wort. (Sich bei einem Buch poetisch verlesen lässt Gedichte entstehen oder wenigstens rätselhafte Begriffe zur späteren Verwendung.)

Eintöten also. Was bezeichnet es? Vielleicht den Vorgang des Warmwerdens für das Handwerk des Tötens, bei Menschen, die es gehäuft verrichten müssen. Und ich sehe heilbraune Soldaten, die vorhaben, ein Massaker zu begehen, eine Massenerschießung befohlener Feinde, für die sie sich zuvor in einer Hofnische etwas abseits mit einer Handvoll Gefangener langsam und gewissenhaft *eintöten*, um für die Erledigung der eigentlichen Aufgabe bereits auf Touren gekommen zu sein. Der junge Mann hat es zur flotten Begleiterin wie nebenbei gesagt.

Wir finden jahrzehntealte Bankunterlagen, auch Versicherungspolicen zu längst verschrotteten Autos. Wir finden Messersets und Dutzende Packungen Servietten und kanisterweise Industrieputzmittel und Mikrofasertücher. Da ist wankendes Getürm. Wir finden Altwaren und Keramik und Gläser und Geschirr und eingeschweißte Hemden und ungetragene Sockenpaare mit durchsichtigem Plastikfaden als Bündelungsbehelf. Wir finden Zeichnungen und Drucke und Gemälde. Wir sehen das Abbild einer *Philosophie des Hortens*, die aussagt, was aufgehoben wird und was nicht, ebenso in welcher Form die behaltenen Dinge verstaut werden.

Wir finden Plastiksäcke als *Gegenstandscluster*. Alles könnte darin sein: Münzen, Büroklammern, Ansichtskarten, Folder, Stifte, Fotos, Briefe, Bücher, Papier, Rechnungen, Visitenkarten, Zuckerbriefchen, Gummiringerl, das eine oder andere verpackte Untertassenkeks, wie man es in Kaffeehäusern oft dem Heißgetränk beilegt. Wir finden größere Dinge wie Haushaltswaren und Lampen und Elektrogeräte. Man kann nie wissen, wann man selbst oder ein Familienmitglied Bedarf für etwas davon hat. Mein Vater, der Schnäppchenjäger.

(Einmal hat er mir mit verschmitztem Lächeln gestanden, welch tiefe Befriedigung es für ihn bedeutet, ein vielversprechendes Sonderangebot zu bemerken, welch Glücksgefühl dabei entsteht, da zuzuschlagen und die Beute heimzubringen.)

Wir finden einen Dampfgarer, der für den Hausgebrauch fast schon zu groß scheint und eher in eine Restaurantküche gehört. Unschlüssig, an wen er gehen soll, stellen wir ihn beiseite. Aus der Kernfamilie hat niemand Bedarf dafür, und Platz schon gar nicht. Zum

Wegschmeißen ist er zu schade, also wird er verschenkt. Vielleicht nimmt ihn jemand aus der Verwandtschaft oder unserem Bekanntenkreis, sonst geht er an einen Fremden; bei der Mülldeponie gibt es Regale für Dinge zur freien Entnahme. Vieles geben wir dorthin.

Die Angestellten der Deponie kennen uns schon, nach zehn, zwanzig, dreißig Fuhren mit dem prallgefüllten weißen Kleinwagen. Fahren muss stets meine Mutter, denn wie mein Bruder weigere auch ich mich beharrlich, den Führerschein zu machen. Und nun, im anbrechenden Zeitalter der selbstfahrenden Autos, ergibt es wenig Sinn, ihn nachzuholen.

Der Dampfgarer, denke ich, so lautet der Titel eines surrealen Theaterstücks über das lebenslange Anhäufen von Produkten, über Kapitalismus und Konsum und die Leere, die damit gefüllt werden soll, über den Zivilisationsschrott, mit dem wir uns betäuben, um nicht vor uns selbst stehen und uns erkennen zu müssen, wie wir sind, ein Stück über die verzweifelte *Liebe zu den Dingen*, von der wir uns einen Ersatz für Menschenliebe erhoffen, über Espressotassen und Buchstützen und hässliche Briefbeschwerer. Der Dampfgarer als schaler Trost.

Wir finden den mit Eselsohren und Einringelungen versehenen Katalog eines Versandhauses, dessen Kunde er häufiger war. Mein Vater und seine Faszination für originelle Erfindungen, die einen vermeintlichen Zweck erfüllen, dabei in Wahrheit Lösungen für etwas bieten, das niemals ein echtes Problem war.

Der *Hemdenzusammenleger* für einheitliche Faltlinien, das praktische *Klappbesteck* für unterwegs, welches in einem Plastikgehäuse verstaut und mit Bändchen um den Hals getragen werden kann. Der graue Sack als *Wespenschreck*, ausgestopft mit zerknüllter Zeitung soll er ein feindliches Nest darstellen und Konkurrenten fernhalten.

Der beleuchtete Regenschirm, die Gartenschere mit Kindersicherung, der Schlüsselanhänger mit Alarmsirene, der Gehstock mit Rückstrahler, das Schneidbrett mit Schalenreservoir, der Eiswürfelzerkleinerer – ein Patent aus Japan! –, das beheizte Massagekissen, die faltbare Backform, der Rucksack mit Rollen, die Armband-Schließhilfe, der Stehpinkel-Trichter für reisende Frauen, die rutschfesten Stuhlbein-Socken, die selbstrührende Tasse, der selbstreinigende Toilettensitz, die selbstknotenden Schnürsenkel, der Wärmflaschenbezug mit Hitze-Regulierung, die Vase aus bruchfestem Glas, der Kopfüber-Blumentopf, das stufenlos verstellbare Sowieso, die abwaschbare X aus Y mit Z-Funktion, der Wasauchimmer mit Licht und Griff und Schlaufe, das transparente Blablabla.

Mein Vater war auf seiner Schnäppchenjagd und in der Versandwelt noch vergleichsweise zurückhaltend. Doch irgendwer – ja, wer denn nun? – muss all diese Dinge tatsächlich kaufen, um einen Warenkreislauf in Gang zu halten, damit unsere Geldwelt sich weiterdreht.

Bei manchem fragt man sich, unter welchen Umständen mein Vater es wohl erstanden haben mag. Was brachte ihn auf die Idee, davon gleich mehrere Exemplare zu nehmen, die dann in der Familienrunde mit ansteckender Begeisterung verteilt wurden? In der Wohnung ist ein Leben abgebildet. Wir sind, was wir besitzen.

Welche Schlüsse würde man aus meinem Lebensraum ziehen, nachdem ich ihn verlassen habe? Was weiß man über mich durch die Dinge, mit denen ich mich umgebe? Gedanklicher Gang durch die Wohnung.

Das Lesen weiß man über mich durch die Bücher, und das Schreiben durch das Schreibzeug, und das Musizieren durch die Instrumente, und meine Liebe durch Bilder und Briefe, und meinen grundsätzlichen Ordnungssinn, weil es recht aufgeräumt ist, aber auch meine Faulheit, was Staubsaugen und Fensterputzen angeht. (Man sollte eine Verkupplungs-Show machen, in der jemand seinen Partner ausschließlich anhand der von ihm bewohnten Räume auswählt – vielleicht gibt es die schon. Ich habe keinen Fernseher.) Welches Leben hätte ich in den Augen eines Fremden gelebt?

Anders als mein Vater, der ein – oft willensschwacher – Aufheber war, bin ich ein radikaler Wegschmeißer. Alte Schulhefte, erste Schreibversuche, was auch immer mir in die Finger kommt, wird mit großer Entschlussfreude und Entscheidungssicherheit zerrissen und zerfaltet und zerlegt, selbst dann, wenn noch eine gewisse emotionale Verbindung dazu vorhanden ist. Ich bin ein Freund des reinigenden Prozesses, welcher im Entsorgen solcher Lebensartefakte liegt. Man muss sich regelmäßig durcherinnerter Teile seiner Vergangenheit entledigen, um Platz zu schaffen für die Zukunft. Es sagt sich leicht dahin und ist so schwer; Lebensballast abzuwerfen, um an Flughöhe zu gewinnen. Anstatt in Heften blättere ich eben in mir, und nicht weniges wird aufgehoben.

Etwas lasse ich an seinem Platz: ein kleinformatiges Heftchen aus der Volksschule – oder gar aus der sogenannten Vorschule des letzten Kindergartenjahres? – mit krakeligen Buchstaben, an denen sich mein Schreibenlernen nachvollziehen lässt. Was mit Vorübungen beginnt, setzt sich jeweils fort in unbeholfenen *Probestaben*, endet schließlich in entzifferbaren Zeichen. Schlaksige Längsstriche als I, die erst unsicher und krumm sind, dann immer aufrechter und strammer werden, bis sie sich aufgerichtet haben zu handelsüblichen, standesgemäßen Großbuchstaben.

In meiner Wohnung hängen kaum Bilder, bloß ein paar Filmplakate. Wo sind sie, die Fotos meiner Lieben? Es gibt sie nicht, höchstens versteckt vor mir selbst. Zwei Vaterbilder gibt es jetzt, ein junges und ein altes, hinter spiegelndem Vitrinenglas. Sag, muss man erst sterben, um bei dir an die Wand oder in einen Rahmen zu kommen? So einer bist du also.

Acht – Canto

Ich gehe auf ein Konzert, und die Musik ist ein bisschen zu laut, und die Band ein bisschen zu schlecht, und das Bier ein bisschen zu teuer, und der Barmann ein bisschen zu unfreundlich, und das Mädchen, mit dem ich mich unterhalte, ist ein bisschen zu schön für mich, und die Band könnte zwar besser sein, aber die Spielfreude stimmt und macht alles wieder wett, und das Bandgefüge gilt und die Zwischenansagen sind ein bisschen zu peinlich, und es sind mir hier ein bisschen zu viele Leute, doch man darf sich nicht verbunkern in den eigenen vier Wänden, gerade jetzt, und jemand, den ich brauche, lebt ein bisschen zu weit weg, ein sinnlicher und schöpferischer Mensch, und jemand, der mir nie gesagt hat, dass er mich nicht braucht, kennt erfundene Wörter und *hamelt* herum, und es gibt keine Lösung für gar nichts, und der einzige Weg wird sein, meinen Frieden damit zu machen, dass es keine Lösung gibt, und das ist dann wieder ein anderes Buch, ein Liebesbuch, das zu schreiben sein wird oder schon geschrieben ist, eine Liebesgeschichte, ein Liebesroman über Zufälle und Muster und Fernbusfahrten und Buchgeschenke mit Bleistiftwidmung und Silberfedern und Dichtlust und Geburtskettchen und

Briefe und Lieder und Hirngespinste, die keine sind, und bedenken- und gedankenbefreite Körper im gemeinsamen Moment, der Leben schafft, das Pillen wieder töten, und Muttermale an den richtigen Stellen – an den *richtigen* richtigen Stellen – und die Unvernunft, man selbst zu sein, und das dreißigste Jahr und das *Jahr der Liebesvergiftung* und namenlose Friedhöfe, und wie man sich begegnet und verpasst, und wir dürfen niemals aufhören, einander kennenzulernen, und über Stolz und Vorurteil, und menschliche Schildkröten, und deine Besuche sind Einflüsterungen des Wohlseins in die totgedachte Stille der Schreibwelt, über *Menschenmagnetismus*, den es gibt – und wie ungläubig tupfst du mir an den kreisrunden Feuchtblatternpunkt –, ein gefährlich ehrliches Liebesbuch darüber, wie schön das Leben ist und wie kompliziert, und dass du damit eine Wahrheit weißt, die man erst glaubt, wenn man sie kennt, und etwas wird daraus entstehen, und ich tauche zum Wrack auf der Suche nach Gold, und draußen ist es ein bisschen zu kalt (du hattest immer ein falsches Bild vom Jänner, sage ich mir, er ist kein freundlicher Jahresanfangsmonat der Erneuerung, für den du ihn hieltest, sondern die gnadenlose, endgültige Einzementierung des Winters), und der Tontechniker ist ein bisschen zu taub und sein Mix ein bisschen zu unausgewogen, und ich bin noch ein bisschen zu nüchtern, um das Leben zu verstehen, aber betrunken genug, es zu wollen, und der Sänger ist ein bisschen zu halskrank für gewagtes Falsett, und die Rhythmusgitarre ein bisschen zu verstimmt, um noch durchzugehen als verwegen, wie es sich für Rock 'n' Roll gehört, und das Mädchen entschuldigt sich auf die Toilette, und ich dringe tiefer ein ins Lokal und finde einen leeren Barhocker ohne Tisch, auf dem ich mich niederlasse, und die vollbärtigen Südländer halten ein bisschen zu auffällig Ausschau nach abgelegten Jacken oder Handtaschen, und einmal, in einem anderen Gürtellokal, unterhielt ich mich mit einem Bekannten, der als Türsteher arbeitete, und als ein Dunkelhäutiger kam, wies er ihn ruhig ab mit den Worten *heute nicht*, und ich war entsetzt, richtiggehend angewidert, da sich mein Gesprächspartner als plumper Rassist erwiesen hatte, und ich beschloss, ihn in Zukunft zu meiden, und ich sprach ihn darauf an, vorsichtig und behutsam, wie zu einem Kind, dem man die Chance einräumen will, seinen Fehler freiwillig einzugestehen und zu bereinigen, doch mein Bekannter erklärte gelassen, die Abweisung habe nichts mit der Hautfarbe zu tun, sondern dieser eine Abgewiesene sei ein geschickter Dieb, den er gut kenne, der neben ein paar anderen schon länger die Gegend unsicher mache, und ich lächelte eine verlegene Betretenheit, wie man es tut, wenn sich Vorurteile bewahrheiten, und das erklärt auch den Umstand, dass es von dem Mann keine Widerrede gab, ohne Murren war er weitergezogen, um es woanders zu versuchen, und damit war mein Bild vom befreundeten Türsteher auch wieder zurechtgerückt, der kein Fremdenhasser war, sondern ein pragmatischer Bewacher des Treibens, und nichtsahnende Nachtschwärmer tanzen weiter und tanzen sich frei, als wären sie noch jung, und ich nehme einen ersten Bierschluck, der nur aus Schaum besteht, dann einen zweiten, richtigen, und das Bier ist ein bisschen zu gut und trinkt sich ein bisschen zu schnell, und mein Vater ist tot, und der mit Inbrunst sein Instrument bearbeitende Lead-Gitarrist ist ein bisschen zu talentiert für die Mitmusiker (wie ein harter Arbeiter beackert er sein Feld, an leisen Stellen durchsetzt mit herber Zärtlichkeit), und ein bisschen *spielt er ihnen davon*, und man darf es ihm nicht sagen, denn wüsste er es, wäre der Zauber verflogen, den ihm die Unwissenheit verleiht, und ein bisschen verhält es sich so mit der Schönheit von Frauen, die davon selbst nichts wissen dürfen, um nicht eingebildet und berechnend zu werden, und ein Witz, der vom Nachbarstehtisch als Wortfetzen herüberweht, ist ein bisschen zu derb, aber ein bisschen zu lustig, um nicht ein bisschen zu lachen, und der Gitarrenbeackerer hat beneidenswertes Haar, vom Bewegtsein aufgetollt, launenhaft und störrisch, *eifernasses Zottelhaar* (wer arbeitet, schwitzt!), und der kranke Sänger trägt eine wuchtige Fliegermütze mit losen Ohrenklappen, und die Mütze sitzt ein bisschen zu tief, um seine selbstvergessenen Schmachtaugen zu sehen, die man immer nur sieht, wenn er die Mütze zwischen Liedern wortreich zurechtzupft, und die gelinde Räudigkeit des Fender Deluxe ist ein bisschen zu schroff für den eher glatten Bandsound, und als zweiten Verstärker hätte ich eher einen Vox hingestellt, und der Barhocker, auf dem ich träge lümmle, ist ein bisschen zu bequem, um ihn freizugeben, und das große Bier war ein bisschen zu klein, und ich werde noch ein bisschen warten, bis ich aufstehe und mir ein neues hole, und fieberhaft notiere ich die Nacht, wie man ein Gedicht mitspricht, das man kennt, und ich schreibe das Leben ins frische türkise Notizbuch meiner kleinhändigen saarländischen Notizbuch-Dealerin, und ich schreibe das Leben, wie man in Gedanken ein Lied mitsingt, wenn es in einem Film gesungen wird, und ich frage mich, ob weniger Kinder gezeugt werden, seit viele Lokale rauchfrei sind, seit irgendwelche aufdringlichen Männer irgendwelchen tief ausgeschnittenen Frauen kein Feuer mehr anbieten, und ich bezweifle ein bisschen, dass es so ist, aber wer weiß, und jedes Wort ist hart erkämpft, und keines macht irgendetwas leichter oder besser oder anders, es vergeht einfach ein bisschen Zeit, und er ist tot, aber es zu erzählen, macht es auch nicht weniger wahr, und wo er jetzt wohl ist, und er war ein souveräner Reisender, und in den Regalen stapelten sich die Reiseführer, und hat er nur ein Drittel der behandelten Städte und Länder und Regionen besucht, dann war er ein vielgereister Mann, und er hat sich eingelassen auf unbekannte Orte und war nicht menschenscheu und ist gern ins Gespräch gekommen und hat fremde Speisen probiert, und *Neugier ist der Respekt des Reisenden*, denke ich, weshalb auch Veganer respektlose Reisende sind, weil ihre selbstgerechte Ess-Störung sie der Kulinarik und damit der tiefsten Kultur und Geschichte eines Ortes verschließt, und er ist tot und kalt und wir rekonstruieren seine letzten Tage, was ungefähr geht, wobei uns sein Taschenkalender ein nützlicher Verbündeter ist, am Samstag, wissen wir, war er im Theater und hat sich *Shakespeare in Love* angeschaut und uns danach aufgefordert, selbst auch Karten zu besorgen, auf die er uns hatte einladen wollen, und es hätte wenig Sinn gehabt, das abzulehnen, und am Donnerstag waren wir gemeinsam essen, Martinigansl im Stammbeisl, und vielleicht hat uns der Chef auf einen Schnaps einladen wollen, den wir dankend abgelehnt haben, weil es uns zu früh war für harte Sachen und mein Bruder ohnehin keinen Alkohol trinkt, und das war wohl das letzte Mal, dass ich ihn gesehen habe, und am Sonntag war er abends im Kino, ich habe Karten gewonnen, konnte aber selbst nicht hin, und am Montag haben wir noch telefoniert und er hat davon erzählt, es war ein österreichischer Film, anschließend gab es ein Gespräch mit Regisseur und Hauptdarsteller, über den ein Buch erschienen ist, das vorgestellt wurde, weshalb überhaupt erst der Film gezeigt wurde, und die zweite gewonnene Karte ist verfallen, und der Film war *Silentium* und das Buch über Josef Hader, und ich habe es später gelesen und es war interessant, und es war gut, weil Josef Hader gut ist, und mein Vater hat den Film gesehen, aber das Buch nicht gekauft, und in meiner Jugend war er der klassische Wochenendvater, dessen Kochkünste begrenzt waren, und es gab Fischstäbchen mit Kartoffelpüree, und manchmal fragten wir *dürfen wir Pizza?*, und meistens durften wir, und manchmal haben wir uns auch ein Kebab geholt (wie man es schreibt, ist es falsch), und das Fladenbrotviertel war so prallbunt gefüllt mit Drehfleisch und Joghurtsauce und dünnen Streifen Gemüse, dass unsere Kinderbäuche es nicht schafften, und was für ein Fest war die Anschaffung des Sandwichtoasters, mit dem wir beidseitig knusprigen Schinken-Käse-Toast zubereiten konnten, und für mich war es eine echte Wundermaschine, *wie im Restaurant*, dachte ich, und der Schmelzkäse schwoll gelb heraus, und wie ansehnlich waren die gleichmäßigen Rillen, die dem Weißbrot von den Grillflächen eingedrückt wurden, und wir schnitten den Toast in zwei gleich große Dreiecke und schlugen sie in eine Serviette oder ein Blatt Küchenrolle, und dazu gab es Ketchup, und es war tatsächlich wie im Restaurant, und allein das schürte die Vorfreude aufs nächste Vaterwochenende, und vielleicht hat er das Gerät gerade deshalb besorgt, dass es bei ihm etwas *Besonderes* gab, auf das wir bei uns zu Hause im Alltag verzichten mussten, und bei anderen Vätern ist es vielleicht eine Spielkonsole oder ein Haustier, und ein guter Toast war mir tausendmal lieber, und er trug die Wochenenden mit Fassung, und es stellte sich eine Routine ein, die man anfangs als Kind vor den Trümmern seiner Familie nicht für möglich gehalten hätte, und wenn schon ein Tier, dann kein Hund, und Wortschöpfungen des Nachtlebens sind zum Beispiel

Bestohlenwerdensangst und *Handypanik* und *Geldtaschenunruhe*, und mein Vater war ein milder Einschränker gegenüber uns Kindern, und die Luft schwitzt nach Mensch, und sein Kärntner Heimattal wird nach und nach von einem greisen Waffenfabrikanten aufgekauft, einem Pferdenarren mit hundeküssender Schmuckfrau, und beim Scheidungskrieg mit der Vorgängerin wird noch nicht geschossen, und auf dem weiterwuchernden Gelände finden vom käuflichen Jetset beklatschte Reitturniere statt, und er hält sich die Nachbarn gewogen, indem er sie zu dekadenten Festen einlädt und Steuern in die Gemeindekasse pumpt und Arbeitsplätze schafft, und ich habe nichts gegen Reiche und ihren Reichtum und wie sie ihn zeigen, aber einmal bin ich auf dem schmalen Wiesenstreifen zwischen Landstraße und Geländezaun entlangmarschiert und ein grobschlächtiger Security wollte mich verscheuchen, obwohl ich mich auf öffentlichem Grund befand und keine Möglichkeit gehabt hätte, gefahrlos die Straße zu queren, und mich erschütterte die Anmaßung, die in einem solchen Verhalten steckte, das mit Sicherheit von höherer Stelle angeleitet wurde, die Anmaßung desjenigen, dem ohnehin bereits das meiste gehört, sich so zu verhalten, als würde ihm bereits alles gehören, obwohl es das nicht tut, denn wenigstens dieser schmale Streifen rupfiges Gras gehört keinem oder allen, auch mir gehört er nicht, aber ich darf darauf gehen und lasse mir nichts sagen, und ich schüttelte betroffen den Kopf und erklärte ruhig, ich müsse dort vorne am Eck ohnehin abbiegen, und doch war es, als sei ich auf das Wohlwollen eines proletigen Dumpfkärntners angewiesen, und diese Erniedrigung werde ich dem Waffengreis und seiner ordinären Blonden schwer verzeihen, und der Security fuhr in seinem Golfwägelchen neben mir her, was lächerlich war, das Gefährt und das Fahren, und die Lächerlichkeit war bitter und nicht zum Lachen, und der Mann eskortierte mich aus seinem Sichtfeld und Zuständigkeitsbereich und kam sich unendlich wichtig und bedrohlich vor in seiner zwei Nummern zu großen schwarzen Wächterjacke, und seitdem ist mir alles klar, und mein Bein beginnt zu zittern von der unbequemen Haltung, meinem ausdauernden Sitzenbleiben, und es ist ein bisschen verkrampft und verrenkt, und in der Hosentasche des angewinkelten Beines befindet sich nichts außer dem Handy, in jener des ausgestreckten Beines sind Münzen und der Schlüssel und die Jahreskarte für die Wiener Linien, die mir früher mein Vater gezahlt hat, was jetzt nicht mehr geht, weil er nicht mehr lebt, was ein guter Grund ist, und seit ich ihn mit Anfang zwanzig bat, mich nicht mehr finanziell zu unterstützen, weil ich unbedingt auf eigenen Beinen stehen wollte (mehr um mir selbst als irgendwem sonst etwas zu beweisen), bestand er darauf, mir wenigstens die Jahreskarte weiterhin zu bezahlen, neben den üblichen punktuellen elterlichen Zuwendungen, die ich mit der Zeit immer dankbarer (und verzweifelter?) entgegennahm, und so haben wir es dann auch gehalten, und heute zahle ich mir die Jahreskarte selbst, und Winkelbein und Streckbein habe ich nach ihrem Hosentascheninhalt ausgewählt, damit sich kein Kleingeld auf den Boden verteilt, weshalb ich sie nicht wechseln kann, so kompliziert denkt man oft, und so schlecht ist die Band gar nicht, und ich war ein bisschen zu streng, und nur manche Songtexte sind ein bisschen zu verschwurbelt für bekömmliche Popmusik, und eigentlich ist die Band ziemlich gut, und nach jedem Ausklingen der Instrumente johle ich mit Kopfstimme, und bei jedem Applaus lege ich das Notizbuch mit dem Gesicht nach unten aufs Knie und klemme den Stift zwischen Zeige- und Mittelfinger wie eine Zigarette, und ich bin der lauteste Klatscher, den ich kenne, und zum Wohle meiner Mitmenschen klatsche ich niemals so laut, wie ich kann, und man stelle sich einen Liebenden vor, der, um eine lebensverändernde Freundschaft zu erhalten, nicht so sehr lieben darf, wie er könnte sollte müsste, und der es allen Ernstes auch nicht tut und daran den Verstand verliert, doch man stelle es sich besser doch nicht vor, weil es so traurig ist, dass man mit seiner kleinen Faust auf den Tisch hauen und *Maramba!* brüllen will, und ich kritzle mit zusammensteckbarem Halbstift, der sich durch einen baugleichen Konterpart vervollständigen lässt zu normaler Stiftlänge, wenn auch zum Doppelstift mit zweierlei Schreibspitzen, und von mir soll man wissen, *ich habe geliebt*, davor nichts und danach nichts mehr, und ich stehe auf und hole noch ein Bier, und das Mädchen unterhält sich mit einer Freundin, weil ich ihr zu langweilig bin, was ich verstehe, es tut mir nicht leid, und als ich zurückkomme, ist der Barhocker noch frei, und ich nehme meinen angestammten Schreibplatz wieder ein, trinke vornehm, als würde ich mit jedem Schluck prüfen, wie es schmeckt, und zunehmend beduselt erlebe ich die *Dreidimensionalität eines Gedankens*, wie er greifbar wird als molliges Objekt, dass er sich regelrecht *anfühlt*, dass er als für sich gesetztes Ding im Kopfinnenraum existiert, und so wie man glückstrunken sein kann, denke ich, kann man auch *unglückstrunken* sein, und das ist auch nicht weniger schön, und ich bin es ein bisschen, und ich lächle dabei, und einmal las ich in der U-Bahn Wittgensteins logisch-philosophischen Traktat (als ersten Band der Werkausgabe in acht Bänden, angereichert mit Tagebüchern und philosophischen Untersuchungen, die als Vorstudie dienten), und ich verstand nur die Hälfte, wie ich immer gern zugebe, weil ich Philosophie grundsätzlich nicht als etwas lese, das verstanden werden will, sondern als sinnliche, den Geist anregende Erbauung, ich lese Philosophie als waghalsige Lyrik, erfreue mich an der Architektur von Gedanken, die sich aufeinander reimen, an den Bildern, die entstehen, und wie segensreich, etwas zu lesen, weil man möchte, und nicht, weil man muss, unbeschwert davon, dazu eine Frage beantworten zu müssen, ein erworbenes Wissen abzurufen, und gerade bei Wittgenstein haben mich die mathematischen Formeln heillos überfordert, und ich las den

Traktat gut gelaunt als mit kryptischer Geheimsprache durchsetztes Langgedicht und empfand die Variablen und Tabellen und geometrischen Schwünge als schön, und auch heute noch habe ich mir einen sehr naiven Blick auf Mathematik erhalten, und an Wittgenstein liebe ich die eingehaltene Distanz, zu sich selbst und zum Leser, sie ist fast eine Kälte, seine Strenge macht ruhig, und als ich in die U-Bahn stieg und das Buch aufschlug, da lächelte mir ein alter Mann zu und sagte verschwörerisch *der letzte Satz*, und ich wurde rot vor Stolz, dass er mich erkannt hatte als einen der Seinen, es ist die Gemeinschaft der Lesenden, und wir halten zusammen, *der letzte Satz*, wiederholte er heiter, *auf den läuft alles zu*, und ich gestand ihm, dass ich zwar nicht jeden Satz verstehen, aber dennoch mit großem Genuss lesen würde, und unser Abschied war komplizenhaftes Nicken und kam ohne Worte aus, *Gemeinschaft der Lesenden, und das ewige Lesen – Amen!*, und wovon man nicht sprechen kann, darüber muss man schweigen, und ich komme darauf, weil ich bei dieser Lektüre vielleicht auch so etwas wie die Dreidimensionalität eines Gedankens erfuhr, und so etwas erleben zu dürfen, erfüllt mich mit tiefer, versöhnlicher Dankbarkeit, und vielleicht ist es auch nur das Bier, und meine Freunde interessieren sich jetzt für Wein und kennen sich damit aus, und sie haben ein Studium abgeschlossen und richtige Berufe, in denen sie die Welt zu einem schlechteren Ort machen und damit hadern, und wenn wir uns sehen, dann sprechen wir darüber, ob wir Kinder haben wollen, und wenn ja, wann und mit wem, und über die Vereinbarkeit von Familie und Karriere, als wären wir die eloquenten Gäste einer Spätabend-Talkshow, und über Nacht müssen wir alt geworden sein, denn ich habe es nicht kommen sehen, und meine Freunde trinken bewusst und essen Schnecken und spannen sich die Putzfrauen aus, und im Supermarkt achten sie auf Gütesiegel zu Regionalität und Freilandhaltung, und beim Zusammenziehen nehmen sie sicherheitshalber ein Zimmer zu viel, denn wer weiß, und wenn sie wegfahren wollen, dann müssen sie sich Urlaub nehmen, und wann zuletzt ein Buch gelesen, dafür fehlen Zeit und Muße, aber im Ruhestand dann oder als stiller Ausgleich zu den unerklärlichen Launen der Kinder, und ich bin wie sie, nur anders, und wenn ich nicht wie sie bin, dann wäre ich es gern, und wir sind alle gleich, wir wollen etwas machen, das Sinn schenkt und einen Wert *an sich* hat, *aus sich heraus*, und damit viel verdienen, und mit dem vielen Geld an teure Reiseziele fahren und dort spannend essen und Bilder machen, die beweisen, dass es uns an exotischen Orten prächtig geht, dass wir figurbetont angezogen sind und ziemlich abgenommen haben, und diese Bilder wollen wir online stellen und uns ironisch präsentieren als beneidenswerte Individuen, unbeschwert und abenteuerlustig und frei – Wohlstand ist Freiheit! –, und so braungebrannt und mager im Gesicht wollen wir sein, dass unsere Verflossenen am Boden zerstört sind, uns den Laufpass gegeben zu haben, weil sie gern durch dieses gesunde Haar und über diesen enthaarten Winkarm fahren würden, und dass es für Reue zu spät ist, genießen wir mit kranker Lust, und wir sind alle gleich, und unsere Leben sind leer, weil wir den Krieg nicht kennen und deshalb den Frieden nicht zu schätzen wissen und ihn für selbstverständlich halten wie so viele Annehmlichkeiten des Alltags, und an manchen Tagen sind wir tot, und wenn wir Glück haben, werden wir wenigstens zynisch und verbittert und redegewandt, denn es bedeutet immerhin einen spannenden Handlungsverlauf, den andere mitvollziehen können als unterhaltsames Geschehen im nahen Umkreis, und um unsere leeren Leben zu füllen, wollen wir Erfolg um jeden Preis, und man sieht es unserer neuen Machtelite an, die sich freigemacht hat vom Ballast der Moral und *Ideologie* nur noch vom Hörensagen kennt aus nostalgisch verklärenden Onkelgeschichten, und je *slimmer* die Anzüge und je *fitter* die warmen Körper, desto weniger sollte man ihnen über den Weg trauen, wie sie alles können, aber nichts wollen, wie sie alles dürfen, aber nichts müssen, wie sie alles sagen, aber nichts denken, und umnickt sind von glattgesichtigen Zustimmern, und eine Seilschaft gilt so lange, wie sie nützt, und kaum in festem Stand, seilt man sich ab, und wir sind wie sie, nur schlimmer, weil wir ihren Platz einnehmen möchten, aber zu blöd sind, es zu schaffen, und eigentlich wollen wir alle das Gleiche, wollen nur lieben und geliebt werden, leben und gelebt haben, und nicht nachdenken, was es zu bedeuten hat, und eigentlich wollen wir nur, dass die Menschen, die wir lieben, niemals sterben, und auch wir selbst nicht, und dass es keinem an etwas fehlt und wir die Zeit finden, einander in Zuneigung zu begegnen an Orten des Friedens, und wenn das geschieht, ist etwas wahr in uns, und das ist es, was wir wollen, und wir sind alle gleich, und das dritte Bier ist ein bisschen zu leichtfertig bestellt, und ich kann es mir nicht leisten, wollte doch eigentlich sparen, aber auf eines mehr oder weniger kommt es auch nicht mehr an, und in Gedanken dichte ich, *drei Bier sind vier zu wenig, ich sag nicht, dass du schön bist, wenn du's wüsstest, wärst du nur noch halb so schön*, und wenn man will, ist das ein Lied, der eingängige Mitsing-Refrain, aber wer macht schon Musik und wer schreibt schon Lieder, und ich kehre nicht mehr zum Hocker zurück, weil ich gern ein bisschen streune und schaue, und das Leben geht weiter, und immer noch dreht sich die Welt, und wichtige Leute treffen sich an namhaften Orten, um die Zukunft zu gestalten, und ein bisschen werden die schon wissen, was sie tun, und ein bisschen stört es mich, dass er tot ist und das Leben weitergeht, und ein bisschen bin ich beleidigt für ihn, dass die Welt sich unbehelligt weiterdreht, weil sie doch innehalten müsste, um alles zu überdenken, und erst nach kurzem Verweilen dürfte sie wieder anrucken und langsam Fahrt aufnehmen, und wahrscheinlich ist das ein bisschen zu viel verlangt, und ich stelle ihn mir vor als jugendlichen Leser im Garten, hineingeboren in eine Tischlerfamilie mit eher praktisch veranlagten Menschen, er ist mehr der Kopfmensch, vielleicht gilt er als Nichtsnutz, er ist eine Bohnenstange, ein still denkender Alleinbleiber und Randsteher, dem es an Armkraft und Anpackensfreude fehlt, doch faul ist er nicht, er ist der Nachzügler mit Spitzname und Verniedlichung, das jüngste von fünf Geschwistern, das schwachbrüstige Nesthäkchen, das fachgerecht bemuttert und umsorgt wird, und ich stelle ihn mir vor, wie er ohne vom Westernschinken aufzublicken nach einem hingehaltenen Apfel greift und geistesabwesend einen Bissen nimmt, und es könnte auch eine Zwiebel sein, so buchversunken ist er, und wenn Zeit ist und wo Platz ist, schlägt er sein Leselager auf, so stelle ich es mir vor, und wie so viele seiner Generation ist er als Jungleser auf den wundersamen deutschen Hochstapler-Schriftsteller gestoßen – nicht: hereingefallen! –, mit seinen Wildwest-Geschichten über Cowboys und Indianer, es hat eine Abenteuerlust in ihm geweckt oder befeuert und ihn aus seinem geistig engen Kärntner Heimatort herausgeführt, und anstatt in den Wilden Westen macht er sich unverdrossen in den *Wilden Osten* auf, nach Wien, wo er dann auch bis zuletzt die Stellung hält, und ich kann mich nicht erinnern, dass er jemals ein schlechtes Wort über seine Eltern oder sein ländliches Aufwachsen verloren hätte, und Großeltern habe ich niemals kennengelernt, auf keiner Seite, und die Band ist jetzt mit den Zugaben fertig und ich beteilige mich am Schlussapplaus und halte mich bei der Klatschwucht ein bisschen zurück, um niemandem Unbehagen zu bereiten, und die Schönheit wirft mir einen Blick zu, als bedauere sie mich, dabei gibt es dafür keinen Grund, und ich wünsche ihr, dass es jemand gut mit ihr meint, und jemand zieht mit dem Smartphone einen langsamen Halbkreis und dreht ein kurzes Video davon, wie toll es hier ist und wie viel Spaß alle haben, und am Wochenanfang wird man diesen Samstagabend herzeigen und sich selbst kaum erkennen, und einmal, bald nach dem unrühmlichen Ende meiner Schulzeit, als trotziger Jugendlicher, der nicht wusste, wohin mit sich, war ich Statist bei einem No-Budget-Gruselfilm, der niemals fertiggestellt wurde, zwei Drehtage lang hielten wir uns in der Wohnung des selbsternannten Regisseurs auf, sowie auf dem Dachboden und in den Kellergängen des Hauses, was eine Unruhe entstehen ließ, die einen Nachbarn herauslockte, der im Anhören der Erklärung belustigt den Kopf schüttelte, und der sogenannte Regisseur war ein aufgeblasener Deutscher und kaum älter als ich und hielt sich für den Größten, wahrscheinlich weil ein Elternteil in der Filmbranche tätig war, und während des Einrichtens und Anweisens drückte er sich ungeniert einige Pickel aus und tupfte sich mit einem Taschentuch den blutigen Eiter ab, und das so verunreinigte Taschentuch legte er dorthin, wo er gerade stand, und ich ekelte mich ungemein vor diesem Verhalten, und als jemand das Taschentuch entsorgte – es war nicht er selbst –, ekelte ich mich weiterhin vor der Stelle, an der er es abgelegt hatte, und wollte möglichst gar nicht erst in deren Nähe kommen, und ich ekelte mich vor dem Deutschen an sich und seiner behaupteten Größe und vor dem ganzen Projekt, und allein aus seinem Pickelausdrücken und Taschentuchablegen wusste ich, dass dieser Film zum Scheitern verurteilt sein würde, was sich auch bewahrheiten sollte, und beim Drehen hieß es mehrmals, das füge man dann in der *Nachbearbeitung* hinzu oder das werde dann durch den *Schnitt* gelöst oder – Gipfel der Selbstüberschätzung – das werde man dann mit *Special Effects* richten, und natürlich wurde nichts nachbearbeitet und nichts gelöst und nichts gerichtet, denn bald nach Abschluss der Dreharbeiten müssen der Regisseur und die übrigen Beteiligten die Lust verloren haben, noch einen Finger zu rühren für dieses seltsame Vorhaben, und ich erinnere mich kaum an die erzählte Geschichte, es muss um einen Fluch gegangen sein oder einen Geist, der aus dem Totenreich zurückkehrt, um Rache zu nehmen, und immerhin gab es zwei Flaschen aus Zuckerglas, die jemandem über den Kopf gezogen wurden, das beeindruckte mich, und entweder musste ich zuschlagen oder davon getroffen werden, und die größte Herausforderung bestand darin, nicht zu lachen, weil sonst das Take wertlos war und die teure Zuckerglasflasche verschwendet, und für das Musikvideo eines Bekannten musste ich einmal ein mir unbekanntes Mädchen küssen, und es wurde so eingerichtet, dass wir uns ein paar Tage vorher bei einem Pfadfinderfest kennenlernen konnten, wo wir miteinander nicht viel anzufangen wussten und nur ein paar schüchterne Nettigkeiten austauschten, und als wir schließlich beim Dreh nebeneinander auf einer Wiese saßen – als Flashback des liebesgebeutelten Protagonisten –, war es uns beiden sichtlich unangenehm, und ich saß im Schneidersitz, und meine Hose stellte sich im Schritt verdächtig auf, obwohl sich darunter nichts regte, es war bloß steiler Faltenwurf, doch es sah höchst unvorteilhaft aus, und ich rückte nervös meinen Sitz zurecht, was die Sache nur noch verschlimmerte, und etwas sagen konnte ich nicht, denn wie wäre es rübergekommen, ihr zu versichern, dass sie sich keine Sorgen machen müsse, dass ich keinesfalls erregt sei, es sehe nur so aus, also durchlitten wir die zähe Viertelstunde und brachten nüchtern den Kuss hinter uns, zu dem wir uns bereiterklärt hatten, und das, denke ich, war Beginn und Ende meiner Karriere beim Film, und das vierte Bier trinkt sich von selbst, *vier Bier sind drei zu wenig*, und eines Tages werde ich Paul Nizon gewesen sein und *Canto auf die Reise als Rezept* geschrieben haben, oder eines Tages werde ich am Leben sein, damit es mich gegeben haben wird, und ich bin müde und muss mich ausruhen, und eben ist ein Platz frei geworden auf der Polsterbank, und ich setze mich in die Restwärme eines Fremden, das dralle Leder ist warmgesessen – und zersessen von Jahren des Sitzens, denke ich –, und ein Ekel überkommt mich, wenn auch kein Taschentuch-Ekel, sondern jener vor der dunstigen Lebendigkeit eines anderen, und diese unbeabsichtigte Nähe macht mich scheu und ich stehe wieder auf, und manchmal denkt man eben wirklich kompliziert, doch man sucht es sich nicht aus, und ich beglückwünsche die Band zum gelungenen Konzert, passe zwei Mitglieder ab, wie sie Equipment hinausschleppen, um es ins Auto zu laden, und sie hören es sich geduldig an und bedanken sich und wuchten einen Bassverstärker durch die trinkenden Leute, und ich fühle mich ihnen verbunden und bin froh, hier zu sein, und er ist tot, und so groß ist die Sehnsucht nach der *antwortenden Welt*, dass ich zerspringe vor Geselligkeit und mich ganz fühle als Mensch unter Menschen, und wir werden gut enden, du wirst sehen, und ich trage meinen Teil dazu bei, und nicht bei dir zu sein, ist der Wohlschmerz, bei dir sein zu wollen, und ich trinke noch ein Bier, und jetzt ist es auch schon egal, *und ohne dich leben, ist wie ohne Diane Keaton Manhattan drehen, ist wie ohne Schirm im Regen stehen*, und vielleicht, denke ich, geht so einmal ein Lied, das jemand mitsingt vor trauriger Wut, und nachtlang weiß ich manches, das der Schlaf wieder zerschläft, und heute lebt die Liebe und riecht herb nach Lavendel im traurigen Haus, und morgen wird dann alles nur ein Traum gewesen sein, und der Kater nach dem Sieg, er dröhnt so schön, und wovon man nicht schweigen kann, darüber muss man sprechen.

Neun – Die dunklen Gedanken

Es ist Silvester, und ich bin allein zu Hause.

Eine halbe Flasche Whiskey nehme ich mir vor und schaffe nur ein Viertel. Die Eiswürfel klirren im Glas. Nach jedem bitteren Schluck verziehe ich angewidert das Gesicht. Ich war nie ein begabter Trinker, das habe ich mit meinem Vater gemeinsam.

Habe ich ihn jemals mit Genuss ein Bier trinken sehen? Ein kleines vielleicht. Bei Ausflügen manchmal, doch nie mehr als das, er musste ja fahren. Habe ich je erlebt, dass er einen *herzhaften Schluck* nimmt, ganz werbungsgemäß mit wohligem Nachseufzen und Schaumrest auf der Oberlippe? Selten.

Ich habe, fällt mir auf, meinen Vater auch niemals betrunken erlebt; nicht einmal beschwipst oder beduselt oder besäuselt.

(Dafür als Kind im Urlaub so müde, dass ihm beim Reden die Augen zufielen, während er uns ein Märchen erzählte, und wir weckten ihn auf, weil es so lustig weiterging, wenn er den Faden verlor und sich wirres Traumgeschehen in das Erzählte mischte und plötzlich Hänsel und Gretel mit dem Motorrad durch den Wald fuhren, was uns so erheiterte, dass wir uns vor Lachen nicht mehr einkriegen konnten, und dann ließen wir ihn, weil wir Mitleid mit ihm hatten, und dann durfte er schlafen.)

Ist einem Sohn etwas entgangen, wenn er sich mit seinem Vater niemals betrunken hat? Nicht bei einem Vater wie dem meinen, der weit mehr zu bieten hatte als gemeinsames Betrinken.

Ich sitze am Vatertisch. Er ist aus Vollholz und dementsprechend schwer, mit herausdrehbaren Beinen; gemeinsam haben wir ihn in meine Wohnung transportiert. Er hat praktische Fächer, in denen sich Servietten und Untersetzer verstauen lassen.

Schon meinen dreißigsten Geburtstag habe ich allein verbracht, bin vor ihm ins Ausland geflüchtet, das ist dann einmal ein New-York-Buch oder ein amerikanisch witzelndes Geburtstagsbuch. (Unter Menschen ist man oft so viel einsamer als für sich.) Geflüchtet auch vor schwerwiegenden Fragen. Man will ein anderer sein und kann doch nicht aus seiner Haut, und verschaut sich in jemanden mit fertig eingerichtetem Leben, in dem alles in Form gebracht und zu Ende gedacht scheint, in dem kein Platz für Neues ist, und wenn man dann nicht lassen kann, was man hätte lassen sollen, und nicht wahrhaben will, was man als wahr hätte erkennen müssen, beginnt ein ernstes Spiel. (Ein schönes, das gegen dich gewinnt.)

Einsamkeit ist Vatereinsamkeit. So wird er lebendig, ist bei mir, und so wird er in schlaflosen Nachtstunden gefühlte Gegenwart. Ich muss mitverzagen an der Vatereinsamkeit – so will es ein Buch, das sich schreibt in meiner dunklen Zimmerwelt.

Der Schlaf ist ein Feind. So war es auch bei meinem Vater. Mehrmals ging er ins Schlaflabor, wo man ihn an kluge Maschinen anschloss, ihn durchuntersuchte und seinen Schlafrhythmus aufzeichnete, man diagnostizierte eine Schlafapnoe – nächtliche Aussetzer des Atmens – und verpasste ihm eine Schlafmaske. Ob es geholfen hat? Wir finden sie verlegt im Staub.

Seit Jahren schon kann ich nicht mehr einschlafen, ohne mir einen meiner liebgewonnenen englischsprachigen Podcasts anzuhören – True Crime, Reportagen, Videospiele, Wirtschaftswelt –, so wie mein Vater nur noch vor dem laufenden Fernseher einschlafen konnte, und dann, als dieser kaputt war und nicht durch einen neuen ersetzt wurde, mit dem nächtlichen Radioprogramm Vorlieb nehmen musste. Durchzuschlafen oder erfrischt und erholt aufzuwachen war eine ferne Erinnerung an einfachere Zeiten. Darin gleichen wir uns. Wir sind grüblerisch veranlagt und laborieren an einer umgreifenden Rastlosigkeit, die sich kaum zum Schweigen bringen lässt, meistens ist sie produktiv, manchmal eine Bürde. (Gut gemacht, denke ich, damit hättest du jeden, wirklich jeden beschrieben.)

Wir erklären dem Schlaf den Krieg. Ich führe Selbstgespräche mit meinem Vater, obwohl ich nicht verrückt bin, sondern im Gegenteil ganz bei mir und Herr meiner Sinne. Oder was meinst du?

Mit *Die Erfindung der Einsamkeit* hat Paul Auster den einzig tauglichen Vaterbuchtitel gefunden und damit bereits seine Geschichte erzählt.

Ich telefoniere mit großer Ausdauer beherzt und bitter und beschwingt, rede mich um Kopf und Kragen, oder mehr. Es führt alles zu nichts. (Geliebtwerden ist eine schwere Last, denke ich, die man auch erst einmal tragen muss.)

Ich sitze am Vatertisch und schreibe mit dem Vaterkugelschreiber ins Vaternotizbuch. Der Kugelschreiber war vor Jahren mein Geburtstagsgeschenk an ihn. Er sieht unscheinbar aus, stammt jedoch von einem traditionsreichen deutschen Familienunternehmen und war durchaus nicht billig. Geschmeidig und geräuschlos lässt er sich aus dem Schaft drücken. Er war richtig teuer, und man sieht es ihm nicht an.

Schon bei der Übergabe des Geschenks hat man es ihm nicht angesehen, war es bloß ein Kugelschreiber, wie man ihn auf der Straße als Werbegeschenk aufgeschwatzt bekommt. Was man eben so mitgehen lässt im Kaffeehaus oder auf der Bank. Mein Vater muss sich damals gedacht haben, ich hätte ungehörig an ihm gespart. Fast wollte ich mich erklären, zum Beweis die Rechnung vorzeigen, was man tunlichst unterlässt bei Geschenkübergaben. *Das ist ein guter*, sagte ich als Rechtfertigung. Jetzt arbeite ich damit und bin davon angetan, wie gediegen mein Schreibinstrument ist.

Ich sitze am Vatertisch vor dem Vaterlaptop, nuckle an der letzten Flasche Vaterbier und schreibe am Vaterbuch. Das Bier ist erst vor wenigen Monaten abgelaufen und noch gut trinkbar.

Ich sitze am Laptop meines Vaters, am unbenutzten Laptop meines toten Vaters, am *Totvaterlaptop*, dessen Tragetasche so verstaubt war, dass der dichten Grauschicht bloß mit der direkt dagegengepressten Staubsaugerschnauze beizukommen war. Der Laptop ist nicht mehr neu und war es auch nicht mehr beim Kauf, aber er funktioniert. Nichts ist darauf installiert, keine Programme und kein Firlefanz; ich installiere nur das Nötigste für reibungsloses Arbeiten.

Den Jahreswechsel allein zu verbringen, fühlt sich richtig an. In der Einsamkeit bin ich ihm nahe. Er muss sich oft allein gefühlt haben.

Meine Mutter log ich an, die Nacht bei einem Freund zu verbringen, meinen Bruder ebenso, ihrem gemeinsamen Tagesausflug schloss ich mich nicht an. Ein anderer Freund lud mich ein zur Feier einer Bekannten. Ein wieder anderer lud mich ebenfalls ein. Beiden versicherte ich, schon anderweitig verplant zu sein, mich jedoch zu melden, sollten sich die Dinge anders ergeben. Lästige Nachfragen möchte ich mir ersparen.

Mir aus der Whiskeyflasche einzuschenken, obwohl ich doch kein Trinker bin, einen weiteren Schluck lustlos hinunterzukippen, ist eine Nachtpflicht, die ich mir auferlegt habe. In meiner Pose gefalle ich mir allzu sehr. Ich bin ein einsamer Wolf; einsam zwar, aber immer noch Wolf.

Ich hänge an einer, die zwischen mir und einem anderen hängt. Das geht schon lange so und hat etwas mit mir gemacht. Etwas ist gekippt oder gebrochen. Doch in Indonesien geschehen Erdbeben, im Kongo werden Präsidentschaftswahlen manipuliert und im Nahen Osten jagen sich religiöse Fanatiker mit Sprengstoffwesten in die Luft. Ich habe also kein Recht, mir etwas vorzujammern, weder in Bezug auf meinen Vater noch auf den Schwebezustand in Gefühlsdingen. Ich bin allein, und es ist gut, denn es ist *er*. Der Whiskey schimmert bernsteinfarben. Wie kann eine so edel anzusehende Flüssigkeit derart grässlich schmecken?

Ich sitze an Silvester zu Hause und denke dunkle Gedanken. Es sind die dunkelsten Gedanken, die in einem menschlichen Gehirn beheimatet sein können. Sie gehören dazu.

Auch mein Vater hat dunkle Gedanken gedacht. Wie jeder intelligente Mensch neigte er stets zu humoriger Melancholie, die er vor anderen mit einem Schmunzeln abtat. Die dem Wesen aufgetragene Grundierung war sattgrau, darauf waren aufgeweckte Farbschatten gesetzt. Er hatte eine Wesenstiefe, die auch von seiner Belesenheit herrührte. Manchmal, denke ich, muss es ihm richtig schlecht gegangen sein.

Wir finden ein Dutzend Selbsthilfebücher für den Umgang mit Einsamkeit und seelischem Leid. Altbekanntes Krankheitsbild, für das es viele Namen gibt, neuerdings *Burnout*, um den unappetitlichen Begriff Depression nicht verwenden zu müssen, der einen üblen Nachgeschmack der Selbstverschuldung hat, der Jammerlappenpose. Schließlich ist es viel herzeigbarer und bekömmlicher, sich krankgearbeitet zu haben.

Seelenschwärze, denke ich, Seelenkrebs, der in die Glieder kriecht. Er hat eine Lösung in den Büchern gesucht. Hat er sie denn gefunden? Medikamente zur Linderung dieser Zustände finden wir nicht, in keinem der aus Arzneischachteln und Tablettenrippen zusammengewürfelten Gegenstandsnester.

Dunkel sind die Gedanken, letzte und endgültige.

Das Abtasten der Bücher versetzt mir einen Stich. Einmal, bei einem Ausflug an den Stadtrand, kehrten wir zum Mittagessen im Gasthaus neben einem Flugfeld ein. Wir waren nur zu zweit. Da es bereits gut gefüllt war, fragte uns der Kellner, ob es uns recht sei, wenn sich an unseren Vierertisch zwei Fremde setzen würden, und mein Vater stimmte zu. Wir wechselten ein paar flache Sätze. Man Vater machte eine launige Bemerkung über den Platzmangel zur Lockerung der gezwungenen Szene. Man hörte es surren vom Starten und Landen der einmotorigen Sonntagsflieger.

Und während des Essens oder wohl eher danach erwähnte mein Vater beim Durchblättern des Kalenders wie beiläufig, dass er eine bestimmte Sache nicht habe erledigen, einen bestimmten Termin nicht habe einhalten können, weil er manchmal *depressiv* sei. Es war ein Wort, zu klar, zu offenbarend, zu ehrlich, als dass man sich erlauben könnte, es tatsächlich zu benutzen. Ich war peinlich berührt.

Warum dieses Wort?, dachte ich, und warum gerade jetzt, als wir nicht allein waren, sondern uns Fremde an den Tisch gesetzt worden waren. Ungläubig schüttelte ich den Kopf, wie zur Abwehr einer schmerzhaften Erkenntnis. Er sagte es als nüchterne Feststellung, als lapidare Diagnose. Es kam nicht als verzweifelter Hilferuf an, als erwarte er gar nicht, dass durch welches Mittel auch immer eine Veränderung der Situation hätte herbeigeführt werden können.

Nein, sagte ich kleinlaut, wie unter Protest, als habe er sich geirrt, als könne es eine solche Wesensverätzung nicht geben, eine solche eingestandene Lebensniederlage. Ich fragte mich, ob die dazugesetzten Sitznachbarn es gehört hatten, eigentlich mussten sie das, denn ihr eigenes Gespräch schien nicht sonderlich angeregt.

Später habe ich oft an dieses unbehagliche Mittagessen zurückgedacht. Wären wir nur allein gewesen, denke ich dann immer, ich hätte ehrliches Interesse und stumm nickendes Verständnis gezeigt, hätte ihn erzählen lassen und ihm zugehört, er hätte sich mir anvertrauen können und durch mich jene Unterstützung erfahren, die er so lange vergeblich gesucht hatte. Ihn von mir aus bei anderer Gelegenheit auf dieses Wort anzusprechen, habe ich mich nicht getraut. Wir kamen nie darauf zurück.

Jetzt, im Sichten der Erinnerung, kommt mir vor, mein Vater habe auf mein hilfloses *Nein* ein ratloses *Doch* erwidert. Hat er oder hat er nicht?

In einer Sendung des Hessischen Rundfunks über Polizeiarbeit, speziell den Kampf gegen kriminelle Familienclans, verwendet der zugeschaltete Soziologe den Ausdruck *Vergeblichkeitsempfinden*. Ich halte im Abwaschen inne: So ein schönes Wort!

Wie hat er gelebt? Sein Fernseher war schon seit Jahren kaputt. Mehrmals haben wir ihm angeboten, uns mit ihm gemeinsam auf den Weg zu machen, einen neuen zu besorgen, oder uns ohne sein Zutun um einen zu kümmern, den wir ihm einfach vorbeigebracht und angesteckt hätten, doch stets lehnte er dankend ab. Es fehle ihm nicht wirklich, er begnüge sich mit Radio und Büchern, außerdem, sagte er, solle man ohnehin nicht so viel fernsehen.

Glück ist, wenn in einer Serie oder einem Film die Darsteller etwas essen, man davor sitzt und ebenfalls etwas isst. (Eine heimelige Diner-Szene kommt mir in den Sinn.) Das höchste Glück besteht darin, *exakt das Gleiche* zu essen wie die Menschen am Bildschirm. Das traurige Glück des vereinzelten Städters, denke ich.

Sein grundsätzlicher Ordnungssinn – der den chaotischen Wohnverhältnissen widerspricht –, der in einen regelrechten Beschriftungswahn ausarten konnte. Namensaufkleber an Mappen und Schachteln, die wir damals auch für unsere Schulhefte verwenden konnten. Stempel in Buchinnenseiten. Handgeschriebene Listen. Wir finden Plastikkoffer mit Hörspielkassetten, die zu öffnen einen melancholischen Kindheitsgeruch entweichen lässt. Pickerl auf den Hüllen. Die meisten Folgen sind von Freunden überspielt. Das war mühsam, und mein Vater tat es sehr gewissenhaft. Ein Mann als Pickerlmensch.

Seine Waschmaschine war kaputt. Wenn ich mir vorstelle, wie mein Vater, manchmal schlecht zu Fuß, in den hauseigenen Waschkeller gehen musste, wie er schwere Säcke zum Aufzug schleppte und durch den engen Kellergang mit nervös flackerndem Licht, wenn ich mir überlege, wie lange er auf diese Weise Kleidung hin und her transportierte – alles bis auf seine Anzüge, denn die brachte er in die Reinigung –, wenn ich dieses Bild vor Augen habe eines mühevoll den Haushalt führenden älteren Mannes, und wenn ich daran denke, dass ich selbst eine funktionierende Waschmaschine besitze, obwohl sie ihm viel eher zugestanden wäre, wenn ich ihn gedanklich dafür schelte, dass er sich nicht helfen lassen wollte, dabei meinen Groll wieder zurückfahre, weil er sich eben einfach nicht helfen lassen *konnte*, dann entsteht in mir eine tiefe, niedergeschlagene Müdigkeit, dann bin ich auf die Welt nicht gut zu sprechen und weiß, dass das Leben sich manchmal irrt.

Die Würde der Väter, denke ich, als Anspielung auf *Die Sünden der Väter*. Die Frage, die ich mir stellen muss als Grundfrage des Hinterbliebenen: Hat mein Vater in Würde gelebt? Lange denke ich darüber nach. Einerseits ja, andererseits nein. Es kommt darauf an, von welchem seiner Leben man ausgeht. Wie viele hat er geführt? Zwei. Eines für sich und eines vor den anderen. Die Würde der Väter, denke ich, ist eine Frage des Wäschewaschens.

Wenn ich daran denke, dass meine Wohnverhältnisse jetzt – obwohl ich nicht einmal halb so alt bin wie er am Ende seines Lebens – bessere sind, als es die meines Vaters waren, überkommt mich heiße Scham – da ist sie also wieder! (Brillerücken und Fingerkneten als äußere Anzeichen des inneren Rucks.) Seine Waschmaschine steht im Badezimmer, verfügt jedoch nicht über einen eigenen Wasseranschluss, weshalb man den robusten Waschmaschinenschlauch an den Auslass der Badewanne hängen und mit einem starken Gummiband befestigen muss. Das Abwasser geht in den Abfluss. Diese behelfsmäßige Konstruktion, diese provisorische Dauerlösung war schon so, als ich dort noch wohnte. Die *große Wäsche* machten wir im Keller. Bei einer vierköpfigen Familie fällt bekanntlich viel an. Bis zu meinem zehnten Lebensjahr war meine Mutter Hausfrau.

Der nachmittägliche Gang in die Waschküche ist eine maßgebliche Kindheitserinnerung. (Klammern sind das Flüstern des Schreibens; etwas hinter vorgehaltener Hand eigentlich gar nicht gesagt haben.)

Als Kleinkind begleitete ich meine Mutter sehr gern in die Waschküche, die ein unheimlicher, seltsam warmer Ort war. Dort setzte ich mich dann in eine der Plastikwannen und ließ mich mit einem Metallwägelchen herumkutschieren. Und ganz selten – weil es doch verboten war und von der hantigen Hausmeisterin nicht gern gesehen wurde – durfte ich mich ins zylinderförmige Schleudergerät setzen, das senkrecht stand und nach oben hin aufging.

Beim Anblick der Maschinen überkam mich ein wohliges Unbehagen; ich wurde nicht schlau daraus, sie überforderten mich. Waschen als magischer Vorgang. Wie man mit einem Messbecher weißes Seifenpulver aus einem Karton schürfte, es in die winzige Schublade kippte und klobige Tasten drückte, dass es erst sirrte, dann träge zu rumpeln begann, als setze sich ein behäbiger Riese in Bewegung, der sich erst die ersteiften Glieder freitreten muss, um dann loszumarschieren; doch kam er nicht weit. Die Maschinen als stumme Wesen und bleierne Wächter.

Im Kellergang schon aufgeregtes Kribbeln. Vor Ort ein finsterer Kitzel. Bei der Rückkehr in die Wohnhauswelt überkam mich stets eine Erleichterung, war ich mir sicher, irgendetwas entronnen zu sein, und ganz knapp. (Es gibt das Wort *Angstlust*.) Als hätte ich mit wilden Tieren gespielt, für die es ein Leichtes gewesen wäre, mich mit einem einzigen Pratzenhieb zu vernichten – wenn auch unabsichtlich im ausgelassenen Spiel. Doch ich hatte ihnen fest in die Augen geschaut, ihnen meine Angst nicht gezeigt und so ihren Respekt verdient, der mich vor ihren übermächtigen Angriffen schützte.

Der alles umarmende Lebenshunger des Überlebenden. Meine Mutter, die sich geduldig von mir helfen, die meine ungeschickten Handgriffe gnädig über sich ergehen ließ.

Neuer Aberglaube: Den Tag im Kalender durchstreichen, bevor er vergangen ist, bringt Unglück.

Ich sitze am Vatertisch vor dem Vaterlaptop, trinke Vaterbier und schreibe am Vaterbuch. Es herrscht Vatereinsamkeit. Neben mir brennt jene Vaterkerze, die mir eine Vorarlberger Cousine geschickt hat.

Es gibt Momente, da versteht man den Glauben ans Jenseits, in dem wir für unser Durchhaltevermögen, unser beharrliches Ertragen der weltlichen Kümmernisse angemessen belohnt werden. Die Alternative, dass es nämlich nach der herkömmlichen Körper-Existenz keine weitere, schmerzlose gibt, wäre kaum zu ertragen. (Jetzt pass einmal auf, sage ich mir: Herzensschwere ungleich Wesenstiefe ungleich Tiefsinnigkeit!) Ich sitze am Vatertisch und denke Vatergedanken.

Nicht jeder Sohn wird einmal Vater, doch jeder Vater ist Sohn.

Nie ging es mir darum, ihn zu beeindrucken, stets nur darum, ihn zu *beruhigen*. Um das zu erreichen, habe ich nicht gelogen, sondern wahrheitsgemäß geschildert, wie es um mich steht. Der Auftrag war: Seine Ruhe muss entstehen durch die *Tatsachen meines Handelns*. Es gibt Sohnsorgen und Vatersorgen – meistens sind es deckungsgleiche Geldsorgen.

Eine weitere Frage des Vaterbuchs lautet, ob ich selbst einmal Vater sein werde, sofern ich es überhaupt möchte. Dieser Teil der Vaterfrage ist leicht zu beantworten: Ich möchte durchaus, ich möchte sogar unbedingt, doch es liegt nicht an mir. Es setzt eine glückliche Konstellation voraus, es braucht die richtigen Menschen zum richtigen Zeitpunkt am richtigen Ort. (Ich habe von mir einmal als *typischem Tochtervater* geträumt, was immer das ist.)

Wie legt man seine Vaterrolle an? Im besten Fall entspannt – sodass sich die Entspannung auf das Kind überträgt. Keine Elternratgeber studieren, denke ich, sich bloß das nötigste Grundwissen anlesen, um die Versorgung des Kleinkindes nach gängigen Maßgaben zu gewährleisten. Der Intuition vertrauen. Vielleicht, denke ich, kann man ein guter Vater sein, wenn man gern einer ist.

Wie wird man Vater? Plötzlich. Wie fühlt sich das Einswerden mit einem Menschen an, mit dem man ein

Kind haben will? Vertraut und zukunftsträchtig, und man trinkt den Blick des anderen. Es gibt das Väterliche – was ist es? Die ermutigende Strenge. Werde ich einmal Vater sein? *Die Antwort, mein Freund, die weiß allein der Wind.*

(Unvergessen jene tränenreiche Beichte, sich insgeheim manchmal zu wünschen, nicht so geistesgegenwärtig und vernünftig reagiert zu haben, das womöglich Werdende nicht sofort im Keim erstickt zu haben mit Mördergift, das den Organismus aus dem Gleichgewicht bringt, und nicht nur einmal, das eine Mal, als etwas riss, sondern auch ein zweites Mal, als die Unvernunft siegte, und schön siegte sie, und der Wunsch wird nie ganz verblassen, sich alle paar Zeiten aufwünschen zu sinnlicher Erinnerung, oft und oft, aber so war es und so wird es sein, und gut daran wäre gewesen, dass endlich alles klar ist und endlich etwas gilt. Manchmal wünschen wir zu fest.)

Das Leben würfelt, der Rest ist Zufall. Und dann gibt es da noch diese unvorhergesehenen Ereignisse, mit denen man zu jedem Zeitpunkt rechnen sollte.

Ich bin mir einer *Tragweite* bewusst.

Mein Vater war ein sanfter Mann. Welches Männerbild hat er mir vermittelt? Jedenfalls keine harten, vornehmlich männlichen Tugenden, kein balzendes Aufplustern und keine Trinkfestigkeit. Löblich seine Abneigung gegen jede Form des Wettkampfes. Das Gewinnen lag ihm nicht – weil es eine Herabwürdigung des Unterlegenen bedeutet hätte. Mein Vater war ein *schlechter Gewinner*. Da fällt mir ein: Hat er jemals in seinem Leben ein Fußballspiel in voller Länge gesehen?

Einmal, ein Pratersommer im Schrebergarten, als es ein wichtiges Match gab – das Halbfinale in einem Großereignis? – und mein Bruder und ich den verwitweten Nachbarn einluden, es sich gemeinsam anzusehen, und auch unseren Vater, der sich bereits auf den Heimweg machte, zum Bleiben überreden wollten – denn Fußball war auch mir stets nur als Gemeinschaftserlebnis etwas Lustvolles und sonst höchstens erträglich, niemals hätte ich allein zu Hause nur für mich neunzig Minuten ein paar erwachsene, überbezahlte Ballschupfer dabei beobachtet, wie sie spuckend ein Rasenfeld malträtierten –, doch er wollte nicht und ließ auch keine Ausnahme gelten. Und so sahen wir uns das Spiel zu dritt an, gegen Ende war es vielleicht ein bisschen spannend. Mein Bruder und ich als ungleiches Zuschauerpaar – er der Informierte, ich der Unwissende; ich Frager, er Befragter. Der Nachbar als geselliger Raucher und Salzbrezelknabberer.

Sportübertragungen sind mir schleierhaft. Eines Tages werde ich *Masse und Macht* lesen und bei jeder Seite empört mitnicken. Mein Vater war kein Fußballmann. Zum Glück.

Das erbaulichste Hirngespinst seit Langem: Das Leben ist nicht echt, sondern glaubwürdige Simulation. Und irgendwo im Hintergrund läuft eine Phantomschleife mit, die einen Anhauch abstrahlt des eigentlichen Lebens, das wir hätten führen sollen, in der die Dinge anders sind, in der wir andere Abzweigungen nehmen mit den Lebensmenschen, die uns zugedacht waren. (Hast du gewusst: Der Geschmack von Whiskey ist wie alles eine Frage der Zeit.)

Die Gedanken klaren auf. Es ist ja alles zum Lachen, am meisten man selbst. Wie ich am Vatertisch sitze vor dem Vaterlaptop mit dem Vaterbier und am Vaterbuch schreibe, wie ich hier bin und so gern woanders wäre und nicht kann. Und wie man sich vorkommt, zu Silvester allein mit einer Flasche billigem Fusel, was dem Ganzen wohl eine Verwegenheit geben soll, die einem bebrillten Lebensstreber nicht entspricht.

Ich sitze in Vaterhaltung an der Vaterkerze, und im Laufe der Jahresendnacht werden die dunklen Gedanken zu hellen Gedanken. So lautet die Richtung dieser Nacht: vom Dunklen ins Helle. (Mir selbst habe ich handschriftlich aufgetragen: Bring es zu Ende, aber gut.) Ins Offene streben, ins Zugewandte, ins Atemholen, ins Neue. *Das Dunkle im Hellen im Dunkeln.*

Ich sitze zu Silvester am Vatertisch neben Vaterbildern, und eines Tages werde ich darüber lachen können, wie sicher ich mir mit etwas gewesen bin und wie sehr durch jemanden ich selbst, und wie schwindlig vor Möglichkeit mir war, und wie greifbar alles schien. Das Lachen wird bitterer sein als schlechter Schnaps und ernster als ein schönes Lied über den Tod, doch es wird etwas hervorwürgen, das mir die Luft genommen hat. Ein befreiendes Auslachen des Lebens.

Sich eine Grundnüchternheit *anleben*, denke ich – wie antrainieren.

Das Helle sind Menschen, die schneller denken, als sie sprechen, und dabei stolpert ihre Zunge frech über die Zähne. Es sind Buchverrückte, die in der U-Bahn lesen und im Gehen, wunderbar verkorkste Stadtmenschen, die wissen, wer sie sind. Das Helle sind Gedichte aus Versehen.

Ich habe Lust, eine Welt zu erschaffen. Der Fernseher leistet mir Gesellschaft, die Menschen darin singen gut. Diese Welterschaffenslust muss ich mir merken, denke ich, sie mir aufheben für später, wenn sie fehlt. Ich werde etwas tun, es wird etwas entstehen, wenn auch nur eine *linksbündige Schreibzimmerwelt*. Für den Anfang wird es reichen.

Ich zähle von zehn herunter, laut flüsternd. Ein neues Jahr bricht an. Ich werde es gewinnen. Es wird nicht wie das letzte sein. Und manchmal wird es scheinen, als sei nie etwas gewesen.

Zehn – Toraja

Gräber erzählen Geschichten. Ich knirsche durch den glattgeharkten Kies, gehe energisch die schnurgeraden Friedhofswege ab. In meinen Händen flattern Zettel mit ein paar Sachen, die ich sagen will bei der Verabschiedung. Es soll nicht kitschig sein, vor allem nicht poetisch, sondern *normal*. Es soll alles klingen wie dahergeredet. Sätze, wie man sie täglich spricht und hört, die etwas sagen, das jeder versteht. Dem Anlass angemessen soll es sein, ehrlich und *gemeint*.

Ich habe keine schwarze Jacke, die sich für ernste Anlässe eignet. Im Geschäft probiere ich welche an, mache Spiegelfotos, die ich meiner Mutter schicke, um sie von ihr und ihrer Schwester absegnen zu lassen. Was mir vorschwebt, ist ein bodenlanger Mantel, wie er von harten Männern in Actionfilmen bei der Begräbnisszene getragen wird; schwer prasselt der Regen, als sich der Sarg des erschossenen Cops senkt, beweint von einer schönen Witwe samt Tochter und Sohn. So etwas gibt es hier nicht.

Was ich schließlich finde, ist eine hüftlange Jacke, die, wenn schon keine echte Seriosität, dann wenigstens eine gewisse Erwachsenheit ausstrahlt, jedenfalls für meine Verhältnisse. Meine Mutter, anfangs skeptisch, ob diese Jacke nicht etwas zu leger daherkommt, gibt schließlich ihr Einverständnis – sie sei alltagstauglich, ich könne sie also später weiterbenutzen. Ich nehme die Jacke.

Einmal unternahmen wir gemeinsam einen reichlich makaberen Ausflug. Mein Vater zeigte uns drei übrigen Familienmitgliedern den Ort, an dem er einmal begraben sein wolle. Es handelte sich um einen Waldfriedhof am Stadtrand. Wir fuhren mit dem Auto hin und folgten dem beschilderten Pfad. Er hatte uns schon öfter von diesem Ort berichtet und uns dazu eingeladen, ihn gemeinsam aufzusuchen. Wir gingen bedächtig und plauderten sehr. In den Schritten lag ein zufriedener Ernst. Wortreich versicherte ich ihm, dass wir *damit* ja wohl noch viele Jahre Zeit haben würden, dass der Zeitpunkt seines Ablebens in weiter, in sehr weiter Ferne liege. Mein Vater lächelte hintergründig – wusste er etwas, von dem er selbst nicht hätte sagen können, was es war?

Es sei ja nur zur Sicherheit, sagte er, so ganz allgemein. Er habe nur grundsätzlich mit uns einmal hierher gehen wollen, um uns den Ort *als Ort* zu zeigen, weil er schön sei, und das war er auch, er habe einen sonntäglichen Waldspaziergang machen wollen, unabhängig davon, was hier einmal stattfinden werde oder nicht. Dass mein Vater hier bereits der Bestattung eines Freundes beigewohnt hatte, war uns bekannt. Da ist er wohl *auf den Geschmack gekommen*. Wir waren uns einig: Alles, nur kein Sarg! Die Stimmung im Friedhofswald war seltsam gelöst, richtig heiter, ja sogar beschwingt. Wir sahen uns die Bäume an und machten gute Witze über den Tod. Es wurde viel gelacht.

Seine Asche wurde dann woanders vergraben. Was nicht an uns lag, im Gegenteil bemühten wir uns von Anfang an darum, alles in seinem Sinne an dem von ihm auserkorenen Ort stattfinden zu lassen. Doch die Leute, die Betreiber des idyllischen Waldfriedhofs, waren unmöglich. Nach meinem ersten Anruf, um Erkundigungen einzuholen, ließen sie uns nicht mehr in Ruhe. Trotz mehrmaliger Bitte um Zeit – verbunden mit der Versicherung, uns demnächst zu melden – belästigten sie uns mit Anrufen. Wir erlebten ein allzu forsches Drängen auf den Abschluss eines Geschäfts; mehr war es für sie nicht.

Das Unvermögen der Mitarbeiter, die Angelegenheit nach unserem Wunsch und in unserer Geschwindigkeit zu erledigen, war erbärmlich. Hinzu kam ein unseriöser Kostenvoranschlag, in dem versteckte Zusatzausgaben lauerten, die sich der zuständige Berater erst mühsam aus der Nase ziehen ließ. Ein persönliches Gespräch im Büro machte nichts besser. Bestatter sind Verbrecher, dachte ich, die eine Extremsituation ausnutzen, in der die Angehörigen des Verstorbenen andere Sorgen haben, als auf den Preis einer Leistung zu schauen. Der Telefonterror der Naturbestatter ging zu weit. Ständig riefen sie an, erkundigten sich nach dem

Fortgang der Ereignisse, was denn nun sei, wie es denn nun stehe mit *ihrem Verstorbenen* – was er mit Sicherheit nicht war –, sie wollten uns überrumpeln und bekräftigten mehrmals, liebend gerne alles in die Wege zu leiten. Wir lehnten ab.

So verzweifelt gängelten sie uns, dass sich die Frage stellte, ob das Unternehmen bereits auf sehr wackeligen Beinen stand und erfolgreiche Abschlüsse dringend nötig waren. Auf dem Rücken eines Toten jedoch würden wir die Bestatter-Mafia ihren Kampf ums Überleben nicht austragen lassen. Wir wurden anderswo fündig und gingen davon aus, dass mein Vater einverstanden gewesen wäre, hätte er die Gründe für unsere Entscheidung gekannt. So kam es, dass er ein Baum am Zentralfriedhof wurde.

Als mein Vater in Kärnten beim Begräbnis seines Bruders die Augen schloss und wegdöste, der Kopf mehrmals für ein paar Sekunden niedersank, und ich ihn dafür rügte, *im Stehen!*, dachte ich und zischelte und hüstelte ihn wach. Die Kirche war eiskalt. Sein Wegdösen fasste ich als Affront gegen meinen Onkel auf, dabei lag es einfach daran, dass mein Vater keinen Schlaf mehr fand, gar keinen, und der Fernseher als Einschlafhilfe weggefallen war. (Er war Mitglied im *Club der unfreiwilligen Frühaufsteher*.)

Eine Grabinschrift am Zentralfriedhof: *Unseren Lieben*. Und darunter, etwas größer: *Unvergessen*. Weder

Name noch Lebensdaten stehen dabei. Diese plane, anonyme Inschrift leuchtet ein, schließlich wissen die Angehörigen ohnehin, um wen es sich handelt, alle anderen braucht es nicht zu kümmern. Mich wundert, dass es nicht viel mehr solcher Grabsteine gibt. Wer kein Stein ist, denke ich, der ist ein Baum.

Es gibt *Autogräber*, also Steine mit einem eingravierten Bild des Verstorbenen neben seinem Auto; anscheinend wollte er sich mit seiner größten Liebe oder seiner größten Errungenschaft ablichten lassen. Es sind Gräber von Zuwanderern, die es *geschafft*, die es *zu etwas gebracht* haben. Sie sind auf etwas stolz. Diese Leute heißen kompliziert mit Haken überm Selbstlaut oder verkehrtem Dach überm C. Schwer sind die Namen auszusprechen, und leicht ist es, sich über die protzigen Limousinen lustig zu machen. Ihre Kinder heißen unbeholfen englisch oder aufgesetzt weltgewandt, sie heißen Tarzan oder Elvis oder Rogers oder Jordan oder Jackson oder Liberace oder Bogart oder Terrence oder Bud – wie Filmstars also oder wie Helden aus dem Westen.

Anhand der eingetragenen Zahlen lassen sich Verläufe nachvollziehen, ganze Familiengeschichten werden erzählt. Man rechnet sich aus, wie jung ein Kind gestorben ist, wie bald nach dem Vater die Mutter. Man rechnet Zahlen in Schicksal um, in erlittenen Schmerz. Es ist eine erschütternde Mathematik, die man an Gräbern betreibt.

Ein altgearbeiteter Mensch steht neben seinem Auto und strahlt – was das gekostet haben muss! Das Fahrzeug selbst ebenso wie die marmorne Verewigung. Ein Leben lang gespart, um sich einen solchen Tod leisten zu können, denke ich. Gräber erzählen Geschichten. Tarzan und Elvis, ruhet in Frieden.

Es gibt den Babyfriedhof. So jedenfalls nenne ich jenen bunt geschmückten Bereich mit kleinen Gräbern innerhalb des Zentralfriedhofs. *Babyzentralfriedhof*, denke ich. Windräder stecken in der Erde. Stofftiere und Spielzeug liegen darauf. Luftballons sind an Drähten befestigt, manche sind mit Helium gefüllt und streben noch davon. Holzkreuze sind aufgestellt. Wer weder Stein noch Baum ist, denke ich, der ist Holz.

Ob hier Totgeburten ihre letzte Ruhestätte finden? Oder Embryos in frühen Entwicklungsstadien? Ich traue mich nicht, näherzutreten, jedoch kommt mir vor, dass auf keinem Holz etwas steht. Hier liegen jene, denen noch kein Name gegeben worden ist. Zwar lebendig, doch noch nicht ganz Mensch. Es ist der traurigste Anblick. Im Vorübergehen bekreuzige ich mich. (Dass ich aus der Kirche ausgetreten bin, spielt dabei keine Rolle.) Da liegt ein winziger Fußball; aus dir wäre einmal ein guter Stürmer geworden. Da liegt ein Strauß müder Blumen; die hätten nach Honig gerochen. Da liegt ein flügelohriger Stoff-Elefant; der wäre mit dir geflogen. Da liegt ein zahmer Eisbär; den hättest du Lars genannt oder Knut. Da liegt etwas

Handgestricktes; das hätte arg gekratzt. Hier wohnt der Konjunktiv. Hier ist nie gewesen, was hätte sein können. Hier ist, was nie gelebt hat, tot.

Kann man vermissen, was man nicht kennt? Man kann. Wer ist beauftragt mit der behutsam schweigenden Pflege dieser Winzlingsgräber? Jemand. Wahrscheinlich alle. Sie wechseln sich ab. Wie heißt der traurigste Beruf? Babyfriedhofsgärtner. Wer übt ihn aus? Keiner gern; irgendeiner zum Glück. In mich gekehrt gehe ich weiter und vorbei. Ein Besuch – eine Beschau – steht mir nicht zu. Es gibt Dinge, die gehören nur sich selbst.

Ich knirsche durch den Zentralfriedhofskies und knirsche in der Zeit zurück an den Friedhof Hernals, wo die Verabschiedung stattfand. Wir treten ein, um alles herzurichten, und nichts ist vorbereitet, nicht einmal Lautsprecher und Mikrofon. Hektisches Telefonieren. Verschämt werden die Dinge nachorganisiert. Der Sarg erblüht in Trauerfarben. Leute treffen ein, auch solche, die man lange nicht mehr gesehen hat. Die Friedhofskapelle wird sehr voll. Es herrscht Begräbniskälte. Im Sommer sterben, denke ich, das passt einfach nicht. Mein Bruder singt mit Chorkollegen, ein Cousin spielt Saxofon. Ich sage ein paar Worte.

Meine zwei kleinen Neffen – die ich der Einfachheit halber so bezeichne, obwohl es streng genommen die Söhne meines Cousins sind – bleiben still. Zwar übersteigt das Geschehen ihren Verstand, doch erkennen sie instinktiv den Ernst der Lage. Aus lauter Verlegenheit müssen sie kurz grinsen, als unsere Blicke sich treffen. Sie lesen eine Verzagtheit in den Gesichtern, die nicht durch ein Daumenpflaster oder ein Trostzuckerl geheilt werden kann.

Ich nehme den Jüngeren kurz an der Hand. Du, fragt er, dein Papa, ist der wirklich da drin? Ungläubig zeigt er auf die menschengroße Holzkiste. Ja, sage ich. – Ist das, weil er nicht mehr lebt? – Ja. – Wie ist das? – Das ist so, als ob man schläft, nur wacht man nicht mehr auf. – Nie mehr? – Leider, weil er schon alt war und sein Körper schon sehr müde. – Er denkt nach. Ist es gemütlich? – Ja. Damit scheint seine Neugier befriedigt. Es herrscht ein Kinderernst. Sie wissen, dass manches nicht erklärt werden kann, auch wenn man zehnmal fragt. Also lassen sie die Dinge auf sich beruhen. Nur kurz noch: Ist das der Sarg? – Ja. – Und was passiert dann mit dem? – Der geht da hinunter, und später kommt mein Papa dort hinauf. – In den Himmel? – Ja.

So sehr kann man gar nicht Atheist oder Agnostiker sein, dass man nicht den Himmel nennt als tröstendes Bild, gerade Kindern gegenüber, für die damit etwas Unerklärliches in Sinn gegossen wird. Einem Kind zu sagen, dass es nach dem Tod nichts gibt, wäre unvorstellbar, ja sogar grausam. (Mein Bruder und ich, wir besuchten eine katholische Volksschule, der Religionsunterricht wurde von Klosterschwestern geleitet. Wir malten viele Mandalas aus mit stumpfen Buntstiften und hörten Geschichten über den Ritt auf einem Esel und eine wundersamen Fischvermehrung. Der nackte Mann am Kreuz blutete aus einem Bauchstichloch.)

Eigentlich müsste man die Neffensprüche sammeln, sie sind so unterhaltsam und originell. Einmal, beim Babysitten, nach einer Nacht mit Erbrechen, darf ein Daheimgebliebener vorsichtig eine Honigsemmel probieren. Und, frage ich, ist der Bauch noch beleidigt? Er überlegt in die Luft. Nur zwei Prozent beleidigt, sagt er bestimmt. (Man stelle sich vor, die Meinungsforscher wären ähnlich sicher bei ihren Prozenten!) Auf die Frage nach der Lieblingsfarbe folgt wiederum eine unsicher abwägende Antwort: Rot und Gold und Blau, aber auch Grün, und heute Weiß. Stolz zeigt er die Filzstifte. Einer ist besonders dick. Schau, sagt er, der ist *sehr* ein Filzstift.

Kinder sind Dichter. Was sie sagen, ist poetisch und tiefsinnig. Jeder war es einmal, doch verlieren es die meisten mit den Jahren. Später, als Erwachsener, muss man es mühsam wieder in Gang setzen. Manche erlangen es gegen Lebensende zurück als geistige Umnachtung, in der überraschende Verbindungen und ungewollte Verkürzungen und bildstarke Überschreibungen passieren. Kinder dichten, weil sie nicht wissen, dass sie es tun.

Mein Vater ist ein Baum. Und auch andere sind dieser Baum, nämlich jene, deren Asche in unmittelbarer Nähe zu der seinen ausgestreut ist. So teilen sich mehrere Gewesene dieselben Quadratmeter Erde. Es ist ein Gemeinschaftsbaum. Wer sind diese anderen, frage ich mich, und wer waren sie? Der Wald ist weit. Im Tod war noch für alle Platz.

Eine Freundin erzählt von indonesischen Bestattungsritualen. Kinder unter einem Jahr würden noch nicht als vollwertige Menschen gelten, sondern der durchlässigen Geistwelt angehören. Stirbt ein solches Kind, bestattet man es in einem ausgehöhlten Baum. So verrottet der Körper in die Pflanze hinein, geht ein Organismus fließend in den anderen über. Ein schauerlicher Gedanke, bei dem mich leise Gänsehaut befällt. Indonesien ist groß, ich mache mich schlau. Wer pflegt diese Tradition? Das Volk der Toraja.

Verwendet wird eine harzreiche Baumart, deren Harz die Frühtoten wie Muttermilch nähren soll, sodass sie wachsen und bald groß genug sind zum Sterben. Eigentlich ein schöner Brauch, der jedoch verschwindet, weil Länder sich weiterentwickeln. Nicht abwegig, dass diese Art der Kindesbestattung längst gegen Auflagen und Gesetze verstößt. Auf uns mag sie befremdlich wirken, doch nicht minder verstört müssen die Toraja von unseren Formen des Bestattens sein.

Am Zentralfriedhof gibt es die sogenannten Künstlergräber. Manche der hier aufgestellten Objekte sind angeblich Skulpturen. Ob da wer Frieden findet? Viele dieser Gräber sind ein Armutszeugnis für die Vorstellungskraft und Stilsicherheit der Hinterbliebenen. Die meisten dieser Künstler hätten es verdient, mit ihrer letzten Ruhestätte mehr das Auge zu erfreuen. Herzhaftes Friedhofsgelächter, das es auch einmal braucht. Ein Baum zu sein ist besser, finde ich, ein Harzbaum gar, in dem man sich eine Mulde schaffen, in den man sich schlafen legen kann.

Komm, Baumvater, harz mich ein und nähre mich, sodass ich tot zum ganzen Menschen wachsen darf, lass mich umharzt sein, Vater Baum, und schlaf mich ein.

Der Tatort als *Totort*. Es riecht nach Leiche und Staub. Wir öffnen die Balkontür, Novemberkälte strömt herein. Wir wechseln uns mit Vaterstreicheln ab. Eine steht dabei, die meine Freundin war, es aber jetzt nicht mehr ist. Der Staubgeruch wird von der frischen Luft verdrängt. Es ist alles in die Wege geleitet.

Der Tod muss bestätigt, ein Totenschein ausgestellt werden. Es kommen Leute, die sich darum kümmern. Zwei Ärzte, ein Mann und eine Frau. Die Frau ist ruppig und ungeduldig, der Mann aus meinem Gedächtnis verschwunden. Sie erklären uns den weiteren Ablauf, drücken uns eine Mappe mit Dokumenten in die Hand. Abschließend fragt die Ärztin, ob wir noch Fragen hätten. Sie ermuntert uns, diese nun zu stellen. Doch als wir tatsächlich Fragen stellen und den weiteren Ablauf noch einmal erklärt haben wollen, seufzt sie uns an, als wären wir dumme Kinder, die ihr Mühsal bereiten und verzichtbare Mehrarbeit bescheren. Unwillig geht sie in Stichworten alles noch einmal durch. Mehrmals verweist sie auf die Dokumente in der Mappe, die all unsere Fragen beantworten würden, die jedes weitere Reden doch eigentlich hinfällig machen.

Die Ärztin ist gereizt. Vielleicht hat sie heute einfach einen schlechten Tag, denke ich. Vielleicht, denke ich, ist ja heute ihr eigener Vater gestorben und sie musste trotzdem in den Dienst, weil sich kein anderer fand. Bei diesem Gedanken muss ich innerlich schmunzeln, wofür ich mich schäme. Am Sterbeort meines Vaters ist kein Platz für Schmunzeln, auch nicht für innerliches. Vielleicht, denke ich, hat sie heute ja gar keinen besonders schlechten Tag, sondern grundsätzlich niemals gute, ja, denke ich, vielleicht ist ihr Dasein die trostlose Aneinanderreihung mal mehr, mal weniger schlechter Tage, was sie jeden, dem sie begegnet, privat wie beruflich, unmissverständlich spüren lässt.

Wenn das ihr Leben ist, denke ich, dann möchte ich, dass sie mit meinem Vater tauscht. Ich wünsche mir, dass sie tot und kalt am Boden liegt und mein Vater hier vor mir steht. Er wäre fachlich wesentlich kompetenter und vor allem menschenfreundlicher. Und selbst wenn er einmal einen schlechten Tag hätte, würde er es andere nicht spüren lassen. Du, denke ich vor der miesepetrigen Ärztin, hast es nicht verdient zu leben, wenn du uns, die wir aufgewühlt sind von einem schmerzhaften Verlust, so unwürdig anseufzt. Du, denke ich, müsstest eigentlich tot sein, und mein Vater lebendig, der es verdient hätte. Ich könnte ihr mit der Faust ins Gesicht schlagen und auf vorübergehende Unzurechnungsfähigkeit plädieren. Ich weiß, wo die Messer liegen. Aber sie ist es nicht wert.

Die Ärztin fertigt uns schroff ab. Der Arzt hält sich heraus. Sie verabschieden sich. Wir wissen, wie es weitergeht, und sind wieder für uns. Wir rufen bei der Bestattung an, die sich um die Abholung des Leichnams kümmern wird. Der Mann in der Leitung ist freundlich. Ich stelle ihn mir vor, sein Vollbartgesicht, seine Statur. Der Berufsalltag als Telefonist der Wiener Bestattung muss über die Jahre eine ganz eigene Persönlichkeit herausbilden – oder voraussetzen? –, einen ganz eigenen schwarzen Humor. Makabre Schmähs unter Kollegen.

Den ganzen Tag, denke ich, hört er betretene Stimmen, hört er traurige Menschen in einer Ausnahmesituation, die Informationen einholen und Adressen angeben, oftmals unterbrochen von Schluchzen und Schlucken. Sehnt er sich nach Abwechslung? Widert ihn all das Getrauere schon an? Er macht nicht den Eindruck. Ich kenne ihn nicht, aber habe ihn gern. Er bleibt gesichtslose Stimme.

Die Abholung wird dauern, sagt er, spricht durchgehend langsam und behutsam. Sein warmherziger Telefonistenbass ist trauergeschult. Ich möchte nicht mit ihm tauschen und bin froh, dass er das macht, was er macht. Ich bedanke mich, er legt auf.

Mein Bruder und ich, wir hocken uns wieder zu unserem Vater auf den Küchenboden. Er ist kein schöner

Anblick. Es riecht jetzt weniger, dafür wird uns kalt. Manchmal, denke ich, muss man sich entscheiden. Andächtig hocken wir in der kalten Vaterwohnung, streicheln den riechenden Körper am Küchenboden und horchen in die Nacht. Die Zeit ist stehengeblieben, fällt mir auf.

Es wird dauern, hat der Mann gesagt. Trotzdem *geht meinem Bruder alles zu schnell*. Er bittet darum, die Bestattung wieder abzubestellen. Anfangs zögere ich, dann rufe ich widerwillig an. Es ist nicht der Moment für Streit. Ein reichlich verwunderter Telefonist akzeptiert unseren Wunsch, sagt, dass er es versteht – was er mit Sicherheit nicht tut. Ein unübliches Anliegen. Ich frage mich, ob er darüber ins Grübeln gerät. Verdächtigt man uns, etwas mit dem Tod unseres Vaters zu tun zu haben? Dabei fand die Totenbeschau doch bereits statt. Weshalb bestehen wir darauf, länger als nötig mit der Leiche allein gelassen zu werden? Müssen wir Beweise vernichten? Durchwühlen wir die Wohnung nach Sparbüchern oder der Münzsammlung? Der Wunsch meines Bruders macht mich wütend. Typisch, denke ich, für alles braucht er ewig, fürs Essen und für jede Entscheidung, selbst fürs Vaterstreicheln. Ich bin böse auf ihn. Doch es muss gemeinsam gehen. *Die Nacht trennt uns zusammen*. Frierend warten wir auf nichts.

Der Wunsch nach Zeit ist egoistisch. Mag sein, denke ich, dass man das Ganze erst einmal sacken lassen will, dass man sich sammeln und alles verarbeiten muss, doch da am Boden liegt der kalte Vater unwürdig verrenkt, und keine Sekunde zu viel darf er dem ausgesetzt sein. Ich habe Bauchgrummeln vor Wut, mir wird richtig schlecht vor Wut und Kälte und Geruch. Ich sage es meinem Bruder, der sich einsichtig zeigt. Wir erneuern den Auftrag telefonisch, sodass die Abholung bald stattfinden kann. Es dauert eh noch, sage ich. Mein Bruder nickt. Wir streicheln.

Mir fällt ein, dass ich jemanden anrufen sollte, und ich rufe einen befreundeten Schlagzeuger an, mit dem ich bei einem Theaterprojekt mitwirke. Ich erzähle, was passiert ist, und sage, dass ich am folgenden Tag nicht an den Proben werde teilnehmen können. Er spricht sein Beileid aus, wird die Nachricht überbringen. Übermorgen, sage ich, bin ich wahrscheinlich wieder da. Ich will niemanden hängenlassen, und das Leben geht weiter, es muss weitergehen, warum sollte es auch nicht. Es gibt Dinge zu regeln, das ja, und Dinge zu fühlen, aber ein Ende lässt nicht alles enden.

Als ich an die Probenstätte zurückkehre, begegnet man mir mit Betretenheit und Mitgefühl. Es ist unangenehm, im Mittelpunkt zu stehen oder Umstände zu machen. Gerade wo das ganze Projekt doch für sich genommen schon schrecklich kompliziert ist und anspruchsvoll für alle Beteiligten.

Wir erarbeiten ein interaktives Stationentheater, bei dem die Besucher als Weißkittel durch die Räume eines vermeintlichen Instituts geführt werden, um an Experimenten teilzunehmen, die sich im weitesten Sinne um audiovisuelle Wahrnehmung und Manipulation drehen. Politisch wird es auch. Ich bin Teil einer vierköpfigen Band, die man besuchen kann, wir spielen geschminkt in Clownmontur, tragen Rüschenhemd und eng sitzende Hüte. Nach der Generalprobe und dem ersten eigenen Schminkversuch dürfen wir zwei männlichen Bandmitglieder uns nicht mehr selbst an unseren Gesichtern austoben, sondern werden gebeten, uns etwas früher einzufinden, um diese Aufgabe von der feuerhaarigen Produzentin erledigen zu lassen. Sie bearbeitet uns mit mütterlicher Strenge, der wir uns bereitwillig fügen.

Wie bei jeder Theaterproduktion spielt sich das eigentliche Stück hinter den Kulissen ab. Es geht um Kränkung und Konflikte, um Ehrgeiz und Macht, um die kleinen Schwächen, aus denen wir handeln, um Freude und Lust und gewagtes Gewinnen, um die Liebe sowieso. Nach diesen paar Wochen weiß ich alles übers Theater, und über das Leben so nebenbei auch. Theaterarbeit ist Diskussionsarbeit, ist Verwerfungs- und Neuerfindungsarbeit. Arbeiten ist immer Er-Arbeiten. Es geht um das Verweilen des Moments. Eines Tages wird es ein Theaterbuch geben.

Ich presche durchs Stiegenhaus in den dritten Stock, wo mein Vater wohnt. Es muss etwas passiert sein, eine andere Erklärung kann es nicht geben. Weder kann man ihn erreichen, noch ruft er zurück. Die Tür ist offen, davor steht ein Rettungsmann. Ich frage, was los ist. Er schüttelt den Kopf. Ich möchte hinein zu meinem Vater. Er rät mir davon ab. Das möchten Sie nicht sehen, sagt er.

Das, denke ich, als handle es sich bei meinem Vater nicht um einen Menschen aus Fleisch und Blut. In welchem Zustand er wohl aufgefunden wurde? Schreckensbilder schießen mir ein, von einer stark verwesten Leiche, einem albtraumhaft verunstalteten Sterbezimmer. Ich befolge seinen Rat. Der wird schon wissen, denke ich. Er hat Erfahrung mit dem Tod und kann abschätzen, was Normalbürger vertragen. Unsicher trete ich von einem Bein aufs andere.

Mein Bruder stößt dazu, in höchster Erregung. Den Rettungsmann würdigt er keines Blickes und besteht darauf, die Wohnung zu betreten. Weil er Zivildienst beim Samariterbund gemacht hat, denke ich, und im Rettungswagen mitgefahren ist und Kurse absolviert und danach noch eine Zeitlang ehrenamtlich mitgearbeitet hat. Ihn kann nichts erschüttern, er weiß, was ihn erwartet. Er geht voraus, ich folge ihm. Wir sehen, was der Rettungsmann uns nicht hatte sehen lassen wollen. *Das* hätte ich mir schlimmer vorgestellt. Es ist mein Vater, einfach mein Vater, wie er am Küchenboden schläft. In der Luft liegt ein Geruch.

Ich fahre zur Probe. Beim Umsteigen am Volkstheater treffe ich meine *Erzmusiker*, eine Art Zigeunerband, die uns Wartende gnadenlos mit seichter Weihnachtsmusik beschallt. Ihre Niedertracht besteht darin, sich nicht irgendwo in einer Einkaufsstraße aufzubauen, sondern an der Bus-Station, von der man nicht flüchten kann. Schließlich muss ich zur Baumgartner Höhe, wo sich der Probenort befindet. Sie spielen mit Verstärkern und sehr laut. Man kann daneben nicht telefonieren. Ich sollte Dinge regeln, mich mit meiner Mutter besprechen, Entwürfe für Todesanzeigen absegnen. Nie beschwere ich mich, innerer Ärger staut sich an.

Einmal sind sie nicht da, stehen nicht an ihrem Stammplatz am großen Baum. Ich bin erleichtert, den Kopf durchlüften und mich gedanklich einstimmen zu können auf mein eigenes Musizieren. Doch dann kommen sie. Stellen seelenruhig ihre Sachen ab und schalten alles ein. Ohne ein Wort zu sagen, verdrängen sie mich vom Baumplatz, als gehöre er ihnen, als hätten sie ihn gepachtet. Ich protestiere, möchte nicht weichen. Sie lächeln böse, weil sie mehr sind und wissen, dass ich gegen sie nichts ausrichten kann. Niemand hilft. Dann kommt der Bus. Ich steige ein.

Sie spielen schlecht, das ja, sie nötigen die Wartenden zum Zuhören, doch Teil der Wahrheit muss auch sein, dass sich die Trauer über den Tod meines Vaters in Wut auf die Musiker verwandelt, meine Erzmusiker.

Auf der Hinfahrt zur Probe schreibe ich. Wie ein Verrückter kritzle ich rastlose Zeilen ins Notizbuch, über meinen Vater und das komplizierte Stück im Stück, in dem ich die Rolle des traurigen Clowns spiele, und der Bus schaukelt mich durch die Stadt – *aus der dunklen in die helle in die dunkle* – und nebenher spazieren die Gedanken.

Bring es zu Ende, aber gut, sage ich mir. Aber bring es zu Ende.

Ich werde schreiben. Nach dem Vaterbuch ein Büchereibuch über das Kommen und Gehen und Schlichten und Sortieren und die Jahreskarte als wertvollsten Besitz. Ein Zivildienstbuch über die Kinder, von denen ich mich frage, wo sie sind. Ein Liebesbuch über das Einzige im Leben. Ein New-York-Buch über die Stadt der Städte und die verschworene Gemeinschaft der *comedians* dort. Ein Theaterbuch über die Geschichten hinterm Vorhang. Ein U-Bahn-Buch aus Aufgeschnapptem und mitnotierten Halbgesprächen am Telefon. (U-Bahn-Buch ist sonst eine andere Bezeichnung für ein Unterwegs-Buch, also ein eher kleinformatiges, das sich gut einstecken lässt.) Und das ist erst der Anfang.

Ein Wienbuch wird es geben über das Durchwandern der Bezirke. Ein Bandbuch wird es geben übers Musikmachen in der Gruppe, übers Aufnehmen im Studio und muffige Keller und Gürtellokale. Ein Arbeitsbuch wird es geben über Berufe und unwürdige Nebenjobs, geistlose und monotone, um sich den Kopf freizuhalten für die lebensstiftende Geistesarbeit, die so nur einem selbst gehört. Ein Plasmabuch wird es geben über die Einstichnarbe in der Armbeuge von dreihundert Spenden, die sich umrechnen lassen in teuer erkauftes Geld. Und all das schreibt sich wie von selbst, ich sitze nur wie zufällig dabei.

Und eines Tages wird es womöglich auch ein Mutterbuch geben und, falls mein eigener Tod dem nicht zuvorkommt, ein hoffentlich reichlich spät angesiedeltes Bruderbuch. Ein Sohnbuch wird es geben, und ein Tochterbuch, ein Enkelbuch ja auch. Was ist der Unterschied zwischen Buch und Mensch? Es fällt mir keiner ein.

All das werde ich schreiben, und dazwischen anderes, von dem ich jetzt noch nichts weiß. Und mein Vater wird es aufmerksam lesen und mir seine Lieblingsstellen sagen.

Einmal habe ich jemandem in einem Dezemberbrief geschrieben:

Mein Vater hat mir zu meinen Büchern immer ganz kurze Stellen genannt, die ihm gefallen haben, Wortschöpfungen oder -spiele. Ich weiß noch genau, was es bei *Über Wasser* war: *Das Tier pfotete kleinleise weiter … Pfotete kleinleise weiter*, hat er immer wieder mit einem Schmunzeln gesagt, hat sich das richtig auf der Zunge zergehen lassen. Das hat mir gefallen, weil auch ich mich an ganz kleinen Details erfreuen kann, oder an Stellen, bei denen man sich verliest und durch den Lese-Fehler etwas sehr Poetisches entsteht. (Weißt du noch?)

Und wenn all das geschrieben ist, und noch so vieles mehr, dann werde ich den Stift fallenlassen und die Hände absetzen von der Tastatur, mich zurücklehnen und mir den Nacken kneten, und mir einen Überblick verschaffen, und mich fragen, was das Leben ist, und wo, und dann wird die Zeit verflogen sein wie nichts, und alles wird so gewesen sein, wie es hat sein müssen und nicht anders hätte kommen können, und vom Endpunkt aus gesehen wird es dann schon seinen Sinn gehabt haben, wenn man ihn auch mittendrin, im Verlauf, nicht erkennt, so ist es, werde ich sagen, zu jemandem oder niemandem oder mir selbst, so ist es halt und anders war es nicht. Und so wird es dann sein.

Ich wusste, es würde leicht sein, das Vaterbuch zu schreiben. Weil es nötig sein würde, es zu tun. Nichts, zu dem man sich aufrafft, zu dem man sich zwingt. Es war, was getan werden musste, was sich als natürlicher Vorgang ganz einfach ergab, als Weiterverlauf der Lebenshandlung. Es würde sein wie Atmen oder Essen, dachte ich, und es stimmte. Die vorgewusste Wahrheit hat sich als richtig erwiesen.

Das Vaterbuch ist kein Roman. Es ist weder Erzählung noch Novelle, auch nicht Essay. Es ist kein Versuch (jedenfalls nicht als Gattung, sonst natürlich genau das). Es ist ein *Assoziat*. Dieser Begriff stammt aus der Chemie und beschreibt die reversible Zusammenballung von Molekülen. Ein Bild, das mir stimmig erscheint.

Viele Bücher sind Assoziate und wissen es nicht. Die Einführung dieses Begriffs in die Welt der Literatur war lange überfällig. Das Vaterbuch weiß, was es ist.

Schwer wird es sein, das Vaterbuch geschrieben zu haben. Etwas ist in Form gegossen und damit – wenigstens für Außenstehende – in Stein gemeißelt. Etwas ist, wie es bleibt. Dabei scheint mir die Unabgeschlossenheit des Projekts das einzig Endgültige zu sein. Wenn ich einen Blick auf alles werfe, sehe ich Lücken und Löcher und Vorläufigkeit. Jedes Leben bleibt Fragment, jede Arbeit Prozess. Auch Bücher sind nur aus dem Nest geschubste Küken; ob sie fliegen, weiß der Wind.

Mit dem Vaterbuch verhält es sich anders, handelt es sich dabei doch weniger um ein Buch als vielmehr um einen Vater, den man aus dem Nest schubst, um zu sehen, ob er fliegt, handelt es sich doch nicht um einen leblosen Gegenstand, sondern um einen Menschen, der – wenn auch nicht mehr lebendig – doch einmal gelebt hat und es nicht verdient, als hilfloses Küken betrachtet zu werden. Einmal abgeschlossen, lässt sich am Vaterbuch nichts mehr ändern; einmal als Tatsache eingerastet, lässt sich am erzählten Leben nichts mehr *umerzählen*, nichts mehr hinzufügen oder streichen. Das wird es dann gewesen sein, mit dem Vater und dem Buch. Das wird dann *er* gewesen sein. Und deshalb ist es schwer.

Gänzlich unmöglich wird es schließlich sein, das Vaterbuch zu lesen. Es hieße einen Rückeinstieg in die bereits abgeschlossene Phase des Sondierens und Sortierens, des Auswählens und Verwerfens. Beim Lesen käme man ins Schreiben, würde feststellen, wie ungelenk alles ist, wo im Menschenmaterial eine Auslassung klafft. Das Menschen-Universum eingedampft auf eine schmerzlich dürftige Buch-Winzigkeit, denke ich. Jede Seite wäre anders besser. Deshalb wird es richtig sein, das Vaterbuch stets nur andere lesen zu lassen.

Ich knirsche durch den Kies. Wenn mein Vater ein Baum ist, denke ich, dann am ehesten ein Buchbaum, wie er aus Einschlafmärchen wächst. Mein Vater ist ein harzreicher Buchbaum, den ich erklettere ohne Angst. Und oben sitze ich dann und schaue. Und sehe, was es gibt. Es gibt so viel. Die Gräber erzählen mir ihre Geschichten.

Es war eine schwierige Liebe.

Haben wir tatsächlich niemals einen Lehnestuhl gehabt?

Das Vaterbuch ist geschrieben. Fertig sein wird es nie.